Sonntag

Ekzeme – homöopathisch behandelt

Robin Logan

Aus dem Englischen übersetzt
von Dr. med. Werner Bühler

Sonntag Verlag · Stuttgart

Bibliografische Information
Der Deutschen Bibliothek

Die Deutsche Bibliothek verzeichnet diese Publikation in der Deutschen Nationalbibliographie; detaillierte bibliografische Daten sind im Internet über http://dnb.ddb.de abrufbar.

Anschrift des Übersetzers:
Dr. med. Werner Bühler
Bureau GTZ
01 BP 7172
Abidjan 01
Côte d'Ivoire/Elfenbeinküste

Titel der Originalausgabe: The Homoeopathic Treatment of Eczema

Originalverlag: Beaconsfield Publishers Ltd., 20 Chiltern Hills Road, Beaconsfield, Bucks HP9 1PL, UK

Umschlaggestaltung: Thieme Verlagsgruppe
Umschlagfotos: PhotoDisc, Inc.;
Dr. Reinhard K. Achenbach, Herford

Wichtiger Hinweis
Wie jede Wissenschaft ist die Medizin ständigen Entwicklungen unterworfen. Forschung und klinische Erfahrung erweitern unsere Erkenntnisse, insbesondere was Behandlung und medikamentöse Therapie anbelangt. Soweit in diesem Werk eine Dosierung oder eine Applikation erwähnt wird, darf der Leser zwar darauf vertrauen, dass Autoren, Herausgeber und Verlag große Sorgfalt darauf verwandt haben, dass diese Angabe **dem Wissensstand bei Fertigstellung des Werkes** entspricht.
Für Angaben über Dosierungsanweisungen und Applikationsformen kann vom Verlag jedoch keine Gewähr übernommen werden. **Jeder Benutzer ist angehalten,** durch sorgfältige Prüfung der Beipackzettel der verwendeten Präparate und gegebenenfalls nach Konsultation eines Spezialisten festzustellen, ob die dort gegebene Empfehlung für Dosierungen oder die Beachtung von Kontraindikationen gegenüber der Angabe in diesem Buch abweicht. Eine solche Prüfung ist besonders wichtig bei selten verwendeten Präparaten oder solchen, die neu auf den Markt gebracht worden sind. **Jede Dosierung oder Applikation erfolgt auf eigene Gefahr des Benutzers.** Autoren und Verlag appellieren an jeden Benutzer, ihm etwa auffallende Ungenauigkeiten dem Verlag mitzuteilen.

Unsere Homepage:
www.sonntag-verlag.com

Printed in Germany

Satz und Druck:
Friedrich Pustet, Regensburg

Grundschrift: Gulliver 9/11 pd
System: Apple Macintosh

ISBN 3-8304-9045-3 1 2 3 4 5 6

Inhalt

Danksagungen

Danken möchte ich Nick Churchill, RSHom, Bob Fordham, RSHom und Dr. Gabriela Rieberer, MFHom, für die Zeit, die sie sich für die Durchsicht des Manuskripts nehmen konnten. Sie alle gaben wertvolle Ratschläge und Hinweise, die in die endgültige Version eingeflossen sind.
Ebenfalls möchte ich Elizabeth Hemmings für ihre Unterstützung, ihren Rat und ihr gelegentliches Mutzusprechen danken. Meinem Verleger John Churchill und seinen meisterlichen Herausgebertalenten schulde ich sehr viel.
Roger van Zandvoorts *Complete Repertory* und dessen elektronische Version von David Warkentin und der Kent Homeopathic Associates waren bei der Entstehung dieses Buches und der Entwicklung der vorgetragenen Ideen von unendlichem Wert.
Auch sei allen meinen Lehrern all der verschiedenen Denkrichtungen der Homöopathie gedankt. Es sind zu viele, als dass man sie hier namentlich aufzählen könnte.
Sollte dieses Buch den irrigen Eindruck vermitteln, dass meine Fälle irgendwie alle glänzend gelöst sind, so ist dies nicht beabsichtigt. Ich bin allen Menschen, die mir ihre Gesundheit anvertraut haben, ob ich ihnen nun helfen konnte oder nicht, zutiefst dankbar. Sie waren meine besten Lehrer.

R. L.

1 Einleitung

Ekzeme sind bekanntermaßen schwer zu behandeln. Ich glaube, die Gründe dafür liegen nicht so sehr in der Pathologie selbst, sondern viel eher in unserem Behandlungsansatz. Die Analyse unserer therapieresistenten Fälle, die Analyse der Gründe für diese „Resistenz“, könnte uns zu einer effizienteren Behandlungsstrategie für künftige Fälle führen. Dieses Buch enthält das Ergebnis meiner Bemühungen in dieser Richtung.

Mein Hauptinteresse an der Homöopathie gilt ihrer inhärenten holistischen Sichtweise beim Verständnis und der Behandlung unserer Patienten. Das Wort „holistisch“ wird in Verbindung mit sanften oder alternativen Therapien häufig gebraucht. Das Konzept ist fraglos „à la mode“, aber der eigentliche Sinn geht doch leicht verloren. Holistische Medizin sollte mehr bedeuten als „alles behandeln“. Es bedeutet nicht einfach die Anwendung einer anderen Therapie oder, im Falle der Homöopathie, die Gabe eines jeweils anderen Mittels für jede individuelle Beschwerde. Auch die Definition, wonach Holismus ein Ansatz sei, der Geist, Seele und Körper des Patienten berücksichtige, reicht nicht hin. In seinem tiefsten Gehalt ist Holismus mehr als nur eine menschliche, allumfassende Medizin.

Homöopathie verstehen, so wie sie ihr Gründer Samuel Hahnemann ursprünglich verstand, heißt, das wahre Wesen des Holismus zu begreifen. Wir anerkennen die Notwendigkeit, Geist, Seele und Körper gleichermaßen zu heilen, erfassen die Gesamtheit der Symptome des Patienten und nehmen darüber hinaus noch wahr, dass alle Aspekte der Person miteinander verknüpft sind und versuchen, Verbindungen zwischen anscheinend unverbundenen Zeichen und Symptomen herzustellen. Gute Homöopathie berücksichtigt die innere Welt des Patienten. Wir versuchen, dieser Innenweltkonfiguration und ihrem häufig bedeutenden Anteil an der Krankheitsentstehung einen Sinn beizumessen.

Manchmal enthüllen die beobachtbaren Zeichen und Symptome eine verborgene Bedeutung. Der Homöopath versucht, sich zu der Innen- und Außenwelt des Patienten auf eine Weise in Beziehung zu setzen, die erhebliche interpretatorische Fähigkeiten abverlangt. Manche Homöopathen konzentrieren sich gern auf dieses Tableau, dieses emblematische Muster in den Symptomen des Patienten. Andere bevorzugen eine engere Perspektive und sehen genauer auf Einzelsymptome und solide Fakten. Ein versierter Praktiker muss in beiden Extremen und ebenso in allen dazwischen liegenden Variationen zu Hause sein. Die Kunst ist es, das viel dimensionale Ganze wahrzunehmen, ohne die kleinsten Einzelheiten aus den Augen zu verlieren. Auf diese Weise, mit offenem Blick, einem weiten Horizont und unserer inhärent holistischen Heilmethode können wir Holismus in seiner tiefsten Bedeutung realisieren.

Ein klassischer Homöopath mag sich im Lichte des oben Gesagten fragen, warum ein Buch über die Behandlung einer bestimmten Krankheit zu schreiben war. Dieses Buch hat die zeitgenössische klassische Homöopathie zum Hintergrund, also eine Homöopathie, die die Dynamik des Krankheitsprozesses in holistischer Weise zu verstehen sucht, unter besonderer Berücksichtigung der Rolle, die Geist und Seele in diesem Prozess spielen mögen. Die Einführung von Tiefenpsychologie in die homöopathische Praxis in jüngerer Zeit ist eine der aufregendsten Entwicklungen in der Homöopathie. Allerdings kann dieser Ansatz auch durchaus kontraproduktiv sein, ein psychosomatischer Fallaufbau ist nicht in jedem Falle angemessen.

Auch wenn die Mehrzahl der Krankheiten entweder psychosomatisch bedingt ist oder zumindest eine emotionale Komponente aufweist, die schwierigsten Fälle sind häufig die mit wenigen oder gar keinen mentalen Symptomen. Eine Überfrachtung der Gemütssymptome oder der Versuch, aus jedem Fall einen psychologisch motivierten Fall zu machen, führt zu Verwirrung und enttäuschenden Resultaten. Wir müssen ein Gefühl dafür entwickeln, wo der Schwerpunkt der Pathologie liegt und welche Informationen für die Fallanalyse wirklich von Bedeutung sind.

Häufig treffen wir in der Praxis auf, wie Hahnemann sie im *Organon*, § 173 nannte, „einseitige" Fälle, also Fälle mit wenigen charakteristischen mentalen und Allgemeinsymptomen, auf die eine sichere Verschreibung zu gründen wäre. Diese Fälle haben ihre eigene Problematik und benötigen eigene klinische Strategien. Die möglichen Gründe, warum Ekzemfälle so häufig zu dieser Kategorie gehören, müssen ebenfalls untersucht werden. Wenn wir dann den Fall erfolgreich analysiert haben, wenn wir also wissen, „was am Kranken insbesondere zu heilen ist", müssen wir auch eine klare Vorstellung davon haben, wie die Behandlung zu organisieren ist, wie auf jede Schwierigkeit, die unterwegs auftauchen mag, effizient zu reagieren ist.

Therapeuten haben mit Ekzemen Probleme auf mehreren Ebenen. Kenntnis der Materia medica, Fallaufnahmetechniken und die Fallstricke der Fallanalyse bilden drei große Blöcke, Mangel an Fertigkeiten auf einem dieser Gebiete wird den Erfolg schmälern. Jedes Gebiet hat aber auch Aspekte, die speziell für die Ekzembehandlung interessant sind und die verstanden werden müssen, wenn man denn die Erfolgsquote über das Mittelmaß hinaus steigern will.

Die Behandlung eines Ekzempatienten stellt viele Homöopathen vor große Probleme. In der modernen Homöopathieliteratur wird viel Wert auf das Finden des Mittels gelegt. Eine korrekte Erstverschreibung garantiert allerdings noch keine Heilung. Bereiche wie Patientenerziehung, Verschlimmerungsvorbeugung und -behandlung, Einsatz lokaler Anwendungen (einschließlich des Einflusses allopathischer Präparate auf den Therapieverlauf), Dosierung und besonders die Folgeverschreibungen müssen allesamt beherrscht werden, wenn die Behandlung so erfolgreich sein soll, wie sie theoretisch sein kann.

Das Materia-medica-Kapitel dieses Buches ist aus ganz praktischen Erwägungen heraus entstanden. Der häufige Einsatz von Mitteln für eine bestimmte Symptomatik erlaubt uns ein Verständnis der Essenz des Mittels, also „der Person hinter den Symptomen", ebenso wie der charakteristischen Symptome des Mittels bei eben dieser Symptomatik. Viele Arzneimittellehren sind von begrenztem praktischen Wert, da sie die Arzneien als eindimensionale Symptomenlisten vorstellen. Hier geht jedes Gefühl für den Charakter der Arznei und ihre Einzigartigkeit verloren. Gute Mitteldifferenzierung ist in einer therapeutischen Arzneimittellehre von größter Wichtigkeit, besonders zwischen kleinen Mitteln und Polychresten. Ich habe versucht, eine Kurzbeschreibung der Arzneien zu liefern, die bei der Ekzembehandlung am ehesten in Frage kommen, und Wert darauf gelegt, dass jede Arznei klar von ähnlichen unterschieden werden kann.

Zitaten aus dem *Organon* liegt jeweils die 6. Auflage zugrunde. Bei dem *Repertorium*, aus dem zitiert wird, handelt es sich um das *Complete Repertory 3.0* von Roger van Zandvoort.

2 Dermatologie

Homöopathen brauchen kein ausgeprägtes dermatologisches Spezialwissen. Die Informationen in diesem Kapitel sind möglicherweise nicht unabdingbar für eine erfolgreiche homöopathische Behandlung. Allerdings kann das tiefer gehende Verständnis der Zeichen und Symptome der Haut bei der Individualisierung der Behandlung eine wichtige Rolle spielen. Und schließlich gilt, wie für alle anderen Pathologien auch, was James Tyler Kent in *Neue Mittel und Kleinere Schriften* so ausdrückt: „Wenn Sie die Krankheit nicht kennen, werden Sie alles für ungewöhnlich und charakteristisch halten."

2.1 Allopathische versus homöopathische Sichtweise

Die allopathische Dermatologie sieht Hautkrankheiten unter zwei wesentlichen Gesichtspunkten:

1. Symptome, die mit inneren Krankheiten in Verbindung stehen, z. B. Erythema nodosum bei Leukämie, Tuberkulose oder Morbus Crohn.
2. Syndrome, die als „rein dermatologisch" angesehen werden, z. B. Akne, Ekzem oder Psoriasis.

Der Unterschied zwischen diesen beiden Gruppen ist, dass im ersten Fall die Hautsymptome zwar den darunter liegenden Krankheitsprozess widerspiegeln, bei der Beurteilung des Patienten aber nur zweitrangig sind. In der zweiten Gruppe ist die Therapie direkt gegen die Hautmanifestationen gerichtet, die als rein lokales Phänomen aufgefasst werden. Es gibt Ausnahmen für diese doch eher vereinfachende Klassifikation, hat doch die Idee, Krankheiten ganzheitlich zu behandeln, auch in schulmedizinischen Kreisen Fuß gefasst. Manche Hautkrankheiten werden systemisch behandelt, z. B. Akne mit Hormonen. Begriffe wie Neurodermitis oder Angioneurotisches Ödem existieren innerhalb der Dermatologie, werden aber meist nicht im wörtlichen Sinne verstanden, da die Verbindung von Seele und Haut nicht in Zahlen zu fassen und demzufolge subjektiv ist. Auch dort, wo der Einfluss der Psyche auf die Hautkrankheit zugegeben wird, besteht der übliche Behandlungsweg in der direkten Bekämpfung der Hautläsionen.

Diese Ansicht kontrastiert natürlich mit der homöopathischen Auffassung, die alle Symptome, auch die oberflächlichsten, als Ausdruck einer

inneren Störung sieht. Diese Störung kann psychologischer, ererbter, „miasmatischer“ oder multifaktorieller und vielschichtiger Natur sein; in diesem letzteren Falle wird man von „konstitutioneller“ Störung sprechen. Bei der Behandlung von Hautsymptomen behandeln wir eigentlich immer, gleichzeitig oder sequenziell, die zugrunde liegende Störung.
Das Konzept der Unterdrückung, wie Homöopathen es verstehen, existiert so in der Schulmedizin nicht. Die homöopathische Meinung geht dahin, dass die Entfernung peripherer Symptomatik mit mechanischen, topischen oder chemischen Maßnahmen, ohne das zugrunde liegende energetische Ungleichgewicht anzugehen, den Organismus dazu zwingt, einen neuen Gleichgewichtszustand aufzubauen. Wiederholte oder andauernde Unterdrückung führt zu einer Neukonfiguration des energetischen Gleichgewichts und der Entstehung von Symptomen auf einer tieferen Schicht, die vitale Organe und für den Gesamtorganismus wichtigere Systeme betreffen. So kann also die Entfernung peripherer Symptome ohne gleichzeitige Behandlung der inneren Störung zu innerer, systemischer Krankheit führen. In der Allopathie wird die wirkungsvolle Unterdrückung von Hautsymptomen dagegen als Therapieerfolg angesehen, fatale Folgen werden nicht damit in Zusammenhang gebracht. Das „Gesetz der Heilung“, wie alternative Therapeuten es verstehen, findet in der Schulmedizin keine Gnade.
Herings „Gesetz der Heilung“ besagt, dass Heilung auf vorhersehbare Weise und in vorhersehbarer Richtung abläuft. Symptome verschwinden von oben nach unten und von innen nach außen und in der umgekehrten Reihenfolge ihres Auftretens. Der Hauptgrund für die Nichtanerkennung dieses Grundsatzes seitens der Schulmedizin ist wahrscheinlich die Abwesenheit einer physiologischen Grundlage für eine solche Verbindung der Symptome in der Zeit. Es ist nicht möglich, beispielsweise eine Verbindung zwischen der Unterdrückung eines Ausschlags und dem Auftreten von Epilepsie oder Geisteskrankheit physiologisch zu belegen. Ein Homöopath hätte mit einer solchen Verbindung gar keine Schwierigkeiten, da sie dem Hering’schen Gesetz entspricht. Krankheit muss von innen nach außen geheilt werden, Symptome müssen von wichtigen Organen auf periphere Strukturen verlagert werden. Tritt das Gegenteil ein, ist dies ein Zeichen, dass Unterdrückung stattgefunden hat. Das Verständnis des menschlichen Organismus ist das eines energetischen Ganzen, das Verbindung zwischen allen Symptomen erlaubt, egal wo und auf welcher Ebene sie auftreten.
Noch andere Faktoren mögen eine Rolle spielen bei der allopathischen Unlust, solche Verbindungen zuzugeben. Ein Beispiel ist die schulmedizinische Sichtweise der Verbindung zwischen Impfung und chronischer

Krankheit. Das Eingeständnis einer möglichen Beziehung hätte tief greifende und weit reichende Konsequenzen.
Ein Homöopath, der dieses Buch in die Hand nimmt, ist mit der Hahnemann'schen Homöopathie und ihren philosophischen Grundlagen höchstwahrscheinlich wohl vertraut. Einschlägige Passagen zur Unterdrückung von Symptomen im Allgemeinen und Hautsymptomen im Besonderen sind die Paragraphen 187 bis 203 im *Organon* sowie das Psora-Kapitel der *Chronischen Krankheiten*.
Wie bereits erwähnt, sind die Details der schulmedizinischen Klassifizierung von Krankheiten und Symptomen für den Homöopathen nicht primär wichtig. Es ist eines der Wunder der Homöopathie, wie viel erreicht werden kann, ohne etwas über die Anatomie und Physiologie des betroffenen Organs zu wissen. Manchmal freilich ist es nützlich, genau zu wissen, womit man es zu tun hat. Im *Organon*, § 153 spricht Hahnemann von den „**auffallendern, sonderlichen**, ungewöhnlichen und **eigenheitlichen** (charakteristischen) ... Symptomen" des Falles. Aus dieser Sichtweise heraus ist es wichtig zu wissen, was bei jedem Krankheitsprozess gewöhnlich und üblich ist und was nicht. Das Zitat aus Kents *Kleineren Schriften* vom Beginn des Kapitels kann hier mit Gewinn wiederholt werden.
Obwohl es natürlich wichtiger ist, dem Patienten beim Verständnis innerer Prozesse und der Bedeutung seiner Krankheit beizustehen, werden doch viele Patienten die medizinischen Fachbegriffe, soweit sie ihre Krankheit betreffen, kennen, und es kann gewiss nicht schaden, wenn sie der nichtärztliche Homöopath auch kennt.

2.2 Klinische Bilder und Repertoriumsrubriken

Butterworths *Medizinisches Wörterbuch* definiert Ekzem folgendermaßen:

„Eine nicht kontagiöse entzündliche Erkrankung der Haut mit Juckreiz und Brennen. Es kann akut, subakut oder chronisch sein und hat den Aspekt eines Erythems mit Papeln, Bläschen oder Pusteln, die verschorfen oder verkrusten können. Es kann in jedem Alter auftreten und von einer Vielzahl innerer und äußerer Ursachen ausgelöst werden."

„Dermatitis" meint eine Reaktion der Haut auf äußere Einwirkungen, wie bei „Kontaktdermatitis". Es handelt sich um eine lokalisierte Störung von einheitlichem Aspekt und verschwindet gewöhnlich nach Entfernung des externen Stimulus. Der Begriff Ekzem wird häufiger bei endogener oder konstitutioneller Dermatitis gebraucht, also bei Dermatitis, die nach herkömmlicher Auffassung ihre Ursache innerhalb des Organismus hat. Die Behandlungsmethoden, die hier vorgestellt werden, gelten für beide Typen, obschon der in der homöopathischen Praxis häufigste Typ das atopische Ekzem sein dürfte. Atopie ist definiert als die konstitutionell ererbte Neigung mancher Individuen zu allergischen hypersensitiven Zuständen, mit Asthma, Heuschnupfen und Ekzem als den hauptsächlichen Erscheinungsformen.

Es gibt verschiedene Ekzemtypen in der Dermatologie, sie sollen kurz in diesem Kapitel vorgestellt werden.

Die Repertoriumsrubriken, die für jede Form angegeben werden, sind die, die der Symptomatik am ehesten entsprechen. Sie werden hier aufgeführt, hauptsächlich, um den Leser mit einigen der nützlichsten Hautrubriken vertraut zu machen. Allerdings sind nicht alle Rubriken vollständig oder besonders zuverlässig. Das Repertorium enthält viele Beschreibungen und sehr wenige Krankheitsbezeichnungen. So habe ich z. B. die Rubrik „Milchschorf" hier aufgeführt, obwohl es viele andere Rubriken gibt, die die Symptomatik des Milchschorfs beschreiben, aber hier nicht zu finden sind, z. B. „KOPF; HAUTAUSSCHLÄGE; Krusten, Schorf". Einige dieser Rubriken haben Unterrubriken, die leicht im Repertorium aufzufinden sind, z. B. hat die Rubrik „HAUT; HAUTAUSSCHLÄGE; Absonderung, feuchte; nässend, feucht" 14 Unterrubriken.

Asteatotisches Ekzem

Man findet ein charakteristisches unregelmäßiges Pflastersteinmuster mit Rissen und feiner Schuppung, in Verbindung mit Austrocknung der Haut. Häufig bei alten Patienten infolge gestörter Talgdrüsenfunktion und herabgesetzter Effizienz der Hautschranke.

Rubriken:

HAUT; RISSIG, aufgesprungen, Schrundenbildung (chapping)
HAUT; SCHRUNDEN, Fissuren
HAUT; TROCKENHEIT
HAUT; HAUTAUSSCHLÄGE; abblätternd, feine Schuppen
HAUT; HAUTAUSSCHLÄGE; trocken
HAUT; HAUTAUSSCHLÄGE; schuppig

Atopisches Ekzem

Diese Störung betrifft zwischen 1% und 3% der Bevölkerung. In manchen Familien ist eine genetische Disposition dazu vorhanden, in der Hälfte der

Fälle besteht eine allergische Erkrankung der Atemwege. 70 % der Patienten haben Familienmitglieder, die ebenfalls ein Ekzem aufweisen.
Die meisten Theorien gehen davon aus, dass der Atopie ein Immundefekt zugrunde liegt, möglicherweise eine eingeschränkte T-Zellfunktion und daraus resultierender Mangel an Unterdrückung bestimmter Zweige der Antikörperproduktion. Patienten mit Ekzem haben gewöhnlich hohe IgE-Titer, was einen allergischen Dauerzustand vermuten lässt. Etwa 80 % der atopischen Fälle reagieren auf bestimmte Nahrungsmittel und Hausstaub. Die folgenden Rubriken drücken diese Verbindung aus:

Rubriken:

BRUST; ABWECHSELND mit; Hautsymptomen
ALLGEMEINES; ALLERGIE
ATMUNG; ASTHMATISCH; abwechselnd mit; Hautausschlägen
HAUT; HAUTAUSSCHLÄGE; Allgemein; wechseln mit, Asthma
HAUT; HAUTAUSSCHLÄGE; Allgemein; wechseln mit, Atemwegssymptomen

Kontaktdermatitis

Kontaktdermatitis ist in der Regel das Ergebnis langfristiger Allergenexposition, obwohl eine Sensibilisierung auch unmittelbar nach Erstkontakt mit einer stark allergenen Substanz auftreten kann. Ist eine solche Sensibilisierung einmal erfolgt, tritt die Dermatitis gewöhnlich innerhalb von 48 Stunden nach Reexposition auf. Die häufigsten Auslöser sind:

- Kosmetika. Dies ist heute eher selten aufgrund der Anstrengungen der Hersteller, Allergene in den Produkten zu reduzieren. Friseure haben häufig Dermatitiden, ausgelöst von Shampoos, Konditionierern oder anderen häufig verwendeten Produkten.
- Kleidung. Manche Textilfarben sowie Metallverschlüsse und -knöpfe.
- Nahrungsmittel. Der Umgang mit Nahrungsmitteln (manche Obstsorten, Knoblauch oder Schellfisch).
- Plastik, Acryl- oder Epoxyharze.
- Pflanzen, z. B. Chrysanthemen, Flechten oder Moos.
- Metalle, z. B. Beryll, Chrom, Nickel und Kobalt.
- Zementdermatitis ist bei Maurern nicht selten. Calciumhydroxid ist hoch reizend.
- Licht (Eczema solare).

Rubriken:

ALLGEMEINES; ALLERGIE
HAUT; HAUTAUSSCHLÄGE; Allgemein; Reibung, leichte, Kleidung, der verschlimmert
HAUT; HAUTAUSSCHLÄGE; Allgemein; Sonne, von der
HAUT; HAUTAUSSCHLÄGE; vesikulär, Bläschenausschlag; Sonnenhitze, wie durch
HAUT; Empfindlichkeit; Sonne, gegen

Eczema papulosum

Charakteristisch ist das Auftreten kleiner roter Papeln.

Rubrik:

HAUT; HAUTAUSSCHLÄGE; papulös

Eczema pustulosum

Bildung von Pusteln.

Rubrik:

HAUT; HAUTAUSSCHLÄGE; Pusteln (viele Unterrubriken)

Eczema rubrum

Dieses Ekzemstadium ist gekennzeichnet durch Rötung, Schwellung und Infiltration. Bei Rötung und Nässen spricht man von Eczema madidans, obwohl das ein recht altmodischer Terminus ist.

Rubriken:

HAUT; HAUTAUSSCHLÄGE; Absonderung, feuchte
HAUT; HAUTAUSSCHLÄGE; Ekzem; madidans
HAUT; HAUTAUSSCHLÄGE; Ekzem; rubrum
HAUT; HAUTAUSSCHLÄGE; Ekzem; eitriger Ausfluss
HAUT; HAUTAUSSCHLÄGE; Allgemein; Schwellung, mit

Eczema sclerosum

Die am meisten chronische und fortgeschrittene, aber am wenigsten entzündliche Ekzemform, charakterisiert durch Verdickung, Infiltration und Lichenifizierung.

Rubriken:

HAUT; HAUTAUSSCHLÄGE; krustig; dick
HAUT; HART
HAUT; HART; Pergament, wie
HAUT; HART; Verdickung, mit

Eczema siccum

Trockenes, schuppendes Ekzem.

Rubriken:

HAUT; TROCKENHEIT
HAUT; HAUTAUSSCHLÄGE; krustig; trocken
HAUT; HAUTAUSSCHLÄGE; abschilfernd; Schuppen, weiße
HAUT; HAUTAUSSCHLÄGE; trocken
HAUT; HAUTAUSSCHLÄGE; Ekzem; trocken
HAUT; HAUTAUSSCHLÄGE; schuppig

Eczema varicosum

Auch hypostatisches Ekzem genannt, entsteht infolge gestörten venösen Rückflusses.

Rubriken:

EXTREMITÄTEN; HAUTAUSSCHLÄGE; Ekzem; varikös, Knöchel
EXTREMITÄTEN; JUCKREIZ; Untere Gliedmaßen
EXTREMITÄTEN; VARIZEN; juckend, Unterschenkel
ALLGEMEINES; VARIZEN; geschwollen; Gestaut; juckend

Eczema infantum

Die meisten Ekzempatienten entwickeln die Krankheit in den ersten neun Lebensjahren. Der Juckreiz tritt in den ersten zwei bis sechs Lebensmonaten auf. Das Gesicht ist meistens als erstes befallen, dann andere exponierte Stellen, wenn das Kind zu krabbeln beginnt. Sekundärinfektion kann nach Kratzen auftreten. Während des zweiten Lebensjahres sind Knie- und Ellenbeugen Prädilektionsstellen, ferner die Nackenseiten, Handgelenke und Knöchel. Es besteht eine Tendenz zur graduellen Besserung mit gering ausgeprägter Symptomatik während der Pubertät. Das gestillte Kind hat ein um etwa ein Drittel geringeres Ekzemrisiko als ein Flaschenkind.

Rubriken:

HAUT; TROCKENHEIT; Säuglingen, bei
HAUT; HAUTAUSSCHLÄGE; Ekzem; trocken; Kindern, bei
HAUT; HAUTAUSSCHLÄGE; Ausschlag (rash); Kindern, bei

Superinfizierte Dermatitis

Manche Ekzemformen resultieren aus einer „Bakterienallergie", meistens auf Staphylokokken. Man sieht eine gut abgegrenzte, krustige, schuppige Ekzemregion in der Nähe eines Geschwürs oder einer nässenden Wunde. Superinfizierte Dermatitis kann auch eine bakterielle Infektion nach Kratzen sein. Dies wird in späteren Klassifikationen abgedeckt.

Rubriken:

HAUT; HAUTAUSSCHLÄGE; Ekzem; Wunden, in der Nachbarschaft von
HAUT; HAUTAUSSCHLÄGE; bläschenförmig; um eine Wunde herum

Eczema nummulare

Auch diskoides Ekzem genannt. Eine Ekzemform mit runden, symmetrischen Läsionen. Diese können über den ganzen Körper verteilt sein, sind aber besonders an den Unterschenkeln zu finden und heftig juckend. Die Läsionen sind gewöhnlich bläschenförmig und endogener Natur, d. h. externe Faktoren spielen bei der Entstehung eine untergeordnete Rolle.

Rubrik:

HAUT; HAUTAUSSCHLÄGE; Flecken

Pityriasis alba

Eine Ekzemform, die auf dunkler Haut häufiger auftritt. Ein trockenes Ekzem, aus dem sich weiße, runde oder ovale Flecken entwickeln. Häufig bei Kindern und Jugendlichen.

Rubriken:

HAUT; VERFÄRBUNG; weiß
HAUT; HAUTAUSSCHLÄGE; weißlich
HAUT; HAUTAUSSCHLÄGE; krustig; weiß
HAUT; HAUTAUSSCHLÄGE; abschilfernd; Schuppen, weiße
HAUT; HAUTAUSSCHLÄGE; Ausschlag (rash); weiß
HAUT; HAUTAUSSCHLÄGE; schuppig; weiß

Seborrhoische Dermatitis

Befällt Gebiete mit Talgdrüsenaktivität wie Nacken, Achseln oder Leiste. Außerdem können behaarte Partien wie Kopfhaut und Augenbrauen befallen sein. Marginale Blepharitis und Kopfschuppen sind Formen einer seborrhoischen Dermatitis. Otitis externa ist eine weitere Erscheinungsform. Gewöhnlich findet man einen matten, fettigen Ausschlag.
Milchschorf, also dicke gelbe Krusten und Schuppung der Kopfhaut bei Kleinkindern in den ersten fünf Lebensmonaten, ist eine weitere Variante.

Rubriken:

KOPF; SCHUPPEN
KOPF; HAUTAUSSCHLÄGE; Milchschorf
KOPF; SEBORRHÖ
OHREN; HAUTAUSSCHLÄGE; allgemein; Ekzem
OHREN; HAUTAUSSCHLÄGE; allgemein; Ekzem; Gehörgang, äußerer
AUGEN; HAUTAUSSCHLÄGE; Augenbrauen, um die
AUGEN; HAUTAUSSCHLÄGE; Lidränder
AUGEN; ENTZÜNDUNG; Lider, Blepharitis
HAUT; HAUTAUSSCHLÄGE; Allgemein; Körperteile, Behaarung
HAUT; JUCKREIZ; Körperteile, Behaarung

2.3 Allopathische Behandlung

Obwohl das atopische Ekzem weit mehr als eine Lokalerscheinung ist und obwohl der immunologische Aspekt durchaus zugegeben wird, besteht die konventionelle Behandlung weitgehend in lokalen Maßnahmen. Dies kann geschehen in Form von Emollienzien, Kortisonsalben oder Anithistaminika. Es wird heute eingestanden, dass solche lokalen Mittel zu häufig verschrieben werden mit der Folge von systemischen Nebenwirkungen und Hautatrophie, allerdings bleibt die topische Behandlung die einzige Waffe, die die Schulmedizin anbieten kann.

Topische Steroide

Das Thema Kortison wird aus zwei Gründen bei der Fallaufnahme mit an Sicherheit grenzender Wahrscheinlichkeit zur Sprache kommen:
Erstens führt die lokale Anwendung von Kortison zu Unterdrückung mehr oder minder großen Ausmaßes, der Homöopath wird dies bei der Führung des Falles zu berücksichtigen haben. Auf dem Markt verfügbar ist eine große Zahl topischer Steroide, die in vier simple Kategorien eingeteilt werden können: mild, mittelstark, stark und sehr stark. Einzelne Produkte werden hier nicht erwähnt, da ihre Bezeichnungen von Land zu Land variieren und sie nicht überall erhältlich sind. Patienten sind meist vertraut mit den Eigennamen der Produkte, die ihnen verschrieben wurden, und ein Blick in die *Rote Liste* belehrt uns über deren Zusammensetzung und damit über das Ausmaß an Unterdrückung, das zu erwarten ist. Das Thema Unterdrückung wird noch an anderen Stellen dieses Buches behandelt werden.
Zweitens benutzen Ekzempatienten, die einen Homöopathen aufsuchen, in der Regel bereits Steroide und werden wissen wollen, ob sie damit fortfahren sollen oder ob die Dosis reduziert werden kann. Jede Änderung sollte mit dem verschreibenden Arzt abgesprochen werden, auch wenn die Patienten meist eine gewisse Autonomie in der Anpassung der Steroiddosis erworben haben.
Steroide haben folgende Wirkungen:

- Entzündungshemmend
- Beschleunigung der epidermalen Proliferation
- Herabsetzen der Fibrinablagerung
- Herabsetzen fibroblastischer Aktivität
- Herabsetzen phagozytischer Aktivität
- Herabsetzen der Prostaglandinsynthese
- Immunsuppressiv

Sie existieren in Creme- und Salbenform. Cremes haben eine Wasserbasis und einen kühlenden Effekt, meist werden sie für nässende Läsionen verwendet. Salben werden auf Ölbasis gemischt und wegen ihrer aufweichenden und abschließenden Wirkung, hauptsächlich bei trockenen, schuppigen Läsionen, verwandt. Lotionen und Shampoos werden manchmal bei Befall der Kopfhaut eingesetzt. Nebenwirkungen von Steroiden sind:

- Fragilisierung der Gefäßwände
- Depigmentierung
- Hirsutismus
- Systemische Aufnahme
- Ausdünnung der Haut (Dermis und Epidermis)

Steroide sind nicht kurativ, nach Aussetzen der Behandlung kann die Symptomatik wieder aufflammen. Schwere Ekzemfälle können mit systemischer Kortisongabe angegangen werden. Abgesehen von Extremfällen wird eine systemische Gabe aber nur erwogen, um dem Patienten über eine kurze Verschlimmerungsperiode hinwegzuhelfen.

Andere Behandlungsformen

Gewöhnlich wird die Feuchthaltung (Feuchtigkeitscremes) der Haut empfohlen, ebenso wie die Verwendung von Seifenersatz auf der Basis von emulgierenden Salben. Feuchtigkeitscremes können ein nützliches, nichtunterdrückendes Palliativ darstellen, besonders in der Frühphase der homöopathischen Behandlung. Manche Produkte, wie Aquadrate, enthalten Harnstoff zur Eindämmung des Juckreizes. Harnstoff in Steroidpräparationen begünstigt die Absorption der Steroide. Antihistaminika und Chlorpromazin werden häufig gegen Juckreiz verschrieben. Badeöle mit Zusatz von Steinkohlenteer sind ebenfalls beliebt, wenn auch rezeptpflichtig.
Bakterielle Sekundärinfektion wird mit Antibiotika angegangen. Es ist interessant, dass manche Modalitäten, die Homöopathen so wichtig sind, auch den Allopathen nicht entgangen zu sein scheinen. So lesen wir im *Oxford Textbook of Medicine*: „Ein Wandel des Klimas führt bei manchen Kindern zu bedeutender Verbesserung. Das kann Sonnenbestrahlung sein, aber auch Aufenthalt am Meer oder in den Bergen."

2.4 Komplikationen

Gefährliche medizinische Komplikationen sind ungewöhnlich, ein Ekzem ist selten ein medizinischer Notfall. Die Hauptkomplikationen sind:

- Erythrodermie bei schwerer exfoliativer Dermatitis kann zu Flüssigkeitsverlust und Aussetzen der Kontrolle der Körpertemperatur führen.

- Schwere Infektionen können aus vernachlässigten Fällen entstehen, u. U. gar Sepsis.
- Patienten mit schwerem atopischem Ekzem können relativ frühzeitig einen Katarakt entwickeln.
- Herpes simplex und Impfungen können bei Atopie-Patienten zu schwerer fieberhafter Erkrankung führen. In der Folge kann es zu einem varizelliformen Eczema herpeticatum kommen, das wiederum in eine infauste Enzephalitis münden kann.

2.5 Andere Hauterkrankungen mit Ähnlichkeit zum Ekzem

Die folgenden Syndrome können in bestimmten Stadien einem Ekzem sehr ähnlich sehen, sind aber allesamt auf andere Ursachen zurückzuführen. Manche können eine ernsthafte Erkrankung zur Grundlage haben. In solchen Fällen, wenn irgendein Zweifel an der Natur der Erkrankung besteht, sollte unbedingt der Rat des Spezialisten eingeholt werden. Die meisten Patienten, die einen Homöopathen aufsuchen, bringen allerdings schon eine schulmedizinische Diagnose mit.

Erysipel

Eine durch Streptokokken hervorgerufene Entzündung. Man sieht eine gut abgegrenzte rote, glänzende, weichliche Läsion, oft mit Bläschen oder Blasen. Meistens begleitet von hohem Fieber und Frost. Bei manchen Patienten rekurrierend.

Erythema multiforme

Ein entzündlicher Ausschlag mit symmetrischen, erythematösen, geschwollenen Läsionen. Plötzlicher Beginn, mit Papeln, Schwielen und Bläschen, die hauptsächlich im Gesicht und an den Extremitäten erscheinen. Häufig Reaktion auf Medikamente. Die Krankheit dauert etwa zwei bis vier Wochen und kann jährlich wiederkehren.

Ichthyosis

Chronische Trockenheit und Schuppung der Haut. Meistens angeboren, kann aber auch bei Kindern auf ein Lymphom weisen.

Lichen planus

Ein rekurrierender, juckender, entzündlicher Ausschlag mit kleinen eckigen Papeln, die zu rauen, schuppigen Flecken konfluieren können. Leichter bis schwerer Juckreiz. Die Mundschleimhaut ist in der Hälfte der Fälle betroffen. Kinder erkranken selten.

Pemphigus

Eine seltene, manchmal tödliche Krankheit mit Blasen auf Haut und Schleimhäuten. Die Blasen entstehen an zunächst unauffälligen Hautpartien und hinterlassen eine raue, offene, gelegentlich krustige Stelle nach dem Platzen. Kann auch im Mund auftreten. Die Epidermis löst sich leicht von den darunter liegenden Hautschichten ab. Behandlung normalerweise im Krankenhaus bei großzügiger Gabe von Kortikosteroiden.

Pilzinfektionen

Auch Dermatophyt genannt, hierzu gehören auch Tinea corporis (Hautflechte), Tinea pedis (Fußpilz), Tinea capitis (Mikrosporie). Meistens nur leichte, aber sehr hartnäckige Entzündung. Tinea versicolor ist eine Hefepilzinfektion mit weißen oder braunen, leicht schuppenden Flecken.

Pruritus

Pruritus oder Juckreiz kann als Hautkrankheit aufgefasst werden oder Symptom einer systemischen Krankheit sein.
Die neben dem Ekzem am ehesten mit Juckreiz einhergehenden Hautkrankheiten sind: Scabies (Krätze), Urtikaria, Insektenstiche, Lichen planus, Miliaria (verstopfte Ausführungsgänge der Schweissdrüsen), Pediculosis (Läusebefall), Dermatitis herpetiformis und Pruritus senilis.
Juckreiz tritt als Symptom auf bei Lymphom, Leukämie, Urämie, Cholestase, Polyzythämie, Diabetes, Hyperthyreose und Karzinom.
Viele Medikamente, besonders Barbiturate und Salizylamide, können zu generalisiertem Juckreiz führen.
Pruritus kann in den späteren Phasen der Schwangerschaft auftreten.
Häufig findet man auch einen psychogenen Juckreiz, allerdings sollte dies nur eine Ausschlussdiagnose sein.

Psoriasis

Trockene, umschriebene, silbrig glänzende Plaques verschiedener Größe. Meistens nicht juckend. Die Plaques sind begleitet von erythematösen, schuppenden Papeln. Kann mit seborrhoischer Dermatitis und Lichen planus verwechselt werden.

Scabies

Juckreiz, verursacht durch die Milbe Sarcoptes scabiei. Charakteristisch ist der heftige Juckreiz, besonders im Bett. Die Läsionen sind die Milbengänge, dünne, wellenförmige Linien mit einer Papel an einem Ende. Nach Kratzen sind die Läsionen nur schwer als Krätze zu identifizieren und können dann einem ekzematösen Ausschlag sehr ähnlich sehen.

Toxische epidermale Nekrolyse

Schwere exfoliative Staphylokokkeninfektion der Haut. Aspekt der abgezogenen Haut (Scalded Skin Syndrome). Beginnt mit krustigem Ausschlag, häufig um Nase oder Ohren, und breitet sich schnell mit Erythem und Abschuppung aus. Die Haut schält sich in großen Fetzen ab. Schreitet rasch fort und kann tödlich sein. Eine Verwechslung mit chronischem Ekzem ist nahezu ausgeschlossen.

2.6 Definition wichtiger Begriffe

Areola:	Rötlicher Ring um eine Hautläsion
Atherom:	Talgretentionszyste
Blepharitis:	Entzündung der Lidränder
Bullae:	Blasen mit klarer Flüssigkeit
Desquamation:	Abschälen oder Abschuppung der Epidermis
Emolliens:	Substanz, die die Haut erweicht
Erythem:	Rötung der Haut
Erythrodermie:	Großflächiges Erythem mit Schuppung und Infiltration
Fibroplastisch:	bildet fasriges Bindegewebe bei der Wundheilung
Furunkel:	Eiterbeule
Hirsutismus:	männlicher Haarwuchs bei Frauen
Infiltration:	Einsickern von Flüssigkeit oder Eiter
Lichenifikation:	Verdickung oder Verhärtung der Haut, entstehende Läsion ähnelt einem Lichen
Morphaea:	Sklerodermie an einzelnen Hautpartien
Nummulär:	münzenförmig (lat. nummus, die Münze)
Papel:	kleine, umschriebene Hauterhebung
Petechien:	kleine Flecken, verursacht durch Blutungen
Phagozyt:	Zelle, die Mikroorganismen verdaut

Prostaglandin:	Fettsäuren im Körpergewebe
Psychogen:	seelisch bedingt, verursacht
Prurigo:	juckender papulöser Ausschlag
Reagine:	Antikörperähnliche Substanzen, verantwortlich für allergische Reaktionen
Rhagaden:	Risse, besonders am Anus und im Mundwinkel
Roseola:	rosafarbener Ausschlag
Rupia:	Pustulöser Ausschlag im Sekundärstadium der Syphilis
Sebaceus:	fettig, Absonderung
Serpiginosus:	kriecht von einer Oberfläche zu einer anderen
Siccum:	trocken (lat. siccare, trocknen)
Sklerodermie:	Systemische Sklerose, befällt Haut und innere Organe
Strophulus:	juckende Papeln mit rotem Hof, bei Kindern (Friesel)
Sudamina:	kleine Bläschen in den Schweißdrüsengängen
Vesicula:	Bläschen

2.7 Zusammenarbeit mit dem Hausarzt des Patienten

Die meisten Patienten, die ein Homöopath zu Gesicht bekommt, werden bereits vom Hausarzt oder Dermatologen behandelt. Wenn es irgend möglich ist, sollte eine Kontaktaufnahme mit dem vorbehandelnden Arzt stattfinden. Zum einen ist es schlicht schlechter Stil, eine Behandlung zu beginnen oder abzuändern, ohne dass der Kollege davon etwas erfährt, zweitens wird eine erfolgreiche homöopathische Behandlung unweigerlich dazu führen, dass die schulmedizinische Behandlung reduziert oder abgesetzt werden kann, und der mitbehandelnde Kollege sollte davon unterrichtet werden.
Auch wenn schon viele Patienten den Homöopathen als Erstbehandler in Anspruch nehmen, bleibt die Notwendigkeit der Kommunikation mit der allopathischen Seite bestehen. Es ist sehr befriedigend, ein offenes Verhältnis zum allopathischen Kollegen zu haben, der Patient kann davon nur profitieren.
Dies wäre der Idealfall, der leider nicht immer eintritt. Viele schulmedizinische Ärzte sind freilich der Homöopathie gegenüber skeptisch eingestellt, manche sogar ausgesprochen feindselig. Kommunikationsversuche bleiben hier ergebnislos. Manche Patienten wollen auch gar nicht, dass ihr Hausarzt von ihren Konsultationen eines Homöopathen erfährt, und das sollte man dann auch respektieren.

Chronische Ekzempatienten erhalten häufig einfach Wiederholungsrezepte über lange Zeiträume und passen die Dosis der Situation weitgehend autonom an. Hydrokortison ist in Deutschland teilweise nicht mehr verschreibungspflichtig, was die offizielle Sichtweise einer Eignung dieser Präparate zur Selbstbehandlung unterstreicht.

Es gibt noch einen weiteren Punkt, warum der Kontakt mit dem Hausarzt für beide Seiten interessant sein kann. Immer mehr allopathische Kollegen interessieren sich für die Homöopathie, und wir haben hier die Möglichkeit, sie vom Potenzial unserer Heilmethode zu überzeugen und sie als Anhänger zu gewinnen.

3 Fallaufnahme bei einem Ekzempatienten

Dieses Buch vertraut darauf, dass der Leser mit den Grundlagen der Homöopathie bereits vertraut ist. Dazu gehört die Fähigkeit, einen Fall gründlich aufzunehmen. Dieses Kapitel konzentriert sich auf die Gewinnung von Information, die speziell für die Behandlung von Ekzemen wichtig ist. Weiter gehende Anweisungen für die Fallaufnahme im Allgemeinen wird man nicht finden. Allerdings sind hier und dort Hinweise eingestreut, wie die Fallaufnahmetechnik verbessert werden kann.

3.1 Mit den Lokalsymptomen beginnen

In manchen Ekzemfällen, besonders in schweren, hat es sich bewährt, die Fallaufnahme mit einer möglichst detaillierten Beschreibung der Hautsymptome zu beginnen.
Dafür gibt es zwei wesentliche Gründe:

1. Wie im nächsten Kapitel näher zu beschreiben sein wird, kann eine detaillierte Beschreibung der Hautsymptome eine ganz wesentliche Grundlage der Fallanalyse und damit der Wahl des Mittels sein.
2. Eine solche ausführliche Niederschrift der Hauptbeschwerde macht es möglich, die Reaktionen auf die Behandlung richtig einzuschätzen. So berichten Patienten manchmal beim zweiten Behandlungstermin, es habe sich „nichts verändert". Ein allzu wörtliches Verständnis solcher Urteile kann irreführend sein und letztlich dazu führen, dass man ein Mittel verlässt, das in Wahrheit kurativ ist. Patienten sagen häufig, es gehe ihnen nicht besser, wenn sie meinen, sie seien noch nicht vollständig gesund. Man sehe das nicht sofort als Zeichen, dass sich überhaupt nichts getan hat. Wenn Symptome verschwinden, vergessen Patienten bemerkenswert schnell, dass sie sie je gehabt haben. Der wahre Heilungsprozess ist sanft und häufig ganz und gar unspektakulär; eine stufenweise Rückkehr zur Normalität wird häufig erst im Nachhinein richtig gewürdigt. In Folgeuntersuchungen empfiehlt es sich also, mit der Originalbeschreibung zu vergleichen, um sicherzugehen, dass tatsächlich keine Veränderung stattgefunden hat.
   Damit in Verbindung steht die Notwendigkeit, die Dosis der topischen Anwendungen, die Häufigkeit der Anwendung usw. zu notieren. Es ist später nicht unwichtig, zu wissen, dass der Patient, der meint, es habe sich nichts verändert, bei der Folgekonsultation nur noch die Hälfte der ursprünglichen Menge einnimmt.

Es kommt häufig vor, dass ein Patient wegen eines körperlichen Problems, eines Ekzems beispielsweise, vorstellig wird und dass sich bei näherem Hinsehen aber herausstellt, dass dieses Problem nur das Sichtbare von etwas weitaus Komplexerem darstellt. In solchen Situationen wird der ursprüngliche Konsultationsgrund seinen prioritären Status verlieren und die Behandlung sich auf tiefer liegende Probleme richten. Die physischen Symptome dienen aber immer noch als Barometer der Arzneiwirkung, insbesondere wenn man es mit etwas „nebulösen" und wechselhaften emotionalen Zuständen zu tun hat, die leicht durch die Lebensumstände, durch Suggestion oder Placeboeffekte zu beeinflussen sind. Auch haben viele Ekzempatienten ein gutes Energieniveau, aber nur wenige mentale Symptome, die als Anhaltspunkt für die Mittelwirkung dienen können.

Ist eine Antwort gegeben worden, wird die genaue Beschreibung der Beschwerden auch aus anderen Gründen sehr wichtig sein. Eine Entscheidung wird fällig, wie es weitergehen soll: Ist dasselbe Mittel noch angemessen, oder braucht man ein anderes? Dies wird noch genauer im folgenden Kapitel besprochen werden. Es wird dann deutlich werden, dass häufig nur eine präzise Analyse der Ekzemsymptome zur korrekten Folgeverschreibung führt.

Eine andere Art, den Fall zu beginnen, ist, den Patienten alle Gesundheitsprobleme auflisten zu lassen, die er gelöst haben möchte, um dann jedes einzelne genauer zu besprechen. Gibt es mehr als ein Problem, ist es sinnvoll, zuerst eine grobe Übersicht zu bekommen, bevor man sich an die Detailarbeit begibt. So erhält man gleich zu Beginn ein Gefühl für den eigentlichen Schwerpunkt der Pathologie und dafür, welcher Symptomatik näher nachzugehen sich lohnt. Solch eine Übersicht kann schon ein bestimmtes Muster oder Thema nahe legen, das sich durch den Fall zieht. Analysetechniken, die z. B. Symptome nach Themen gruppieren oder in ihnen einen gemeinsamen Nenner aufzuspüren suchen, profitieren von einer solchen Vorgehensweise. Der Patient sollte freilich immer den Ton angeben und sprechen dürfen, worüber er zu sprechen wünscht. Patienten haben ihre eigene Vorstellung davon, wo der „Schwerpunkt des Falls" liegt. Es gibt Fälle, in denen die körperlichen Symptome für die Analyse nicht hilfreich sind und ihre Beschreibung nicht mehr als eine oder zwei Zeilen in Anspruch nehmen wird. Manchmal findet man keine Modalitäten oder charakteristische Symptome für die Hauptbeschwerde. Hier gewinnen mentale und emotionale Symptome an Bedeutung. Es handelt sich dann gewöhnlich um leichtere Ekzemfälle oder solche, in denen ein hohes Maß an Unterdrückung zum Tragen kommt. Darauf wird im nächsten Kapitel noch ausführlicher eingegangen.

Die Fallaufnahme ist ein organischer Prozess und so individuell wie der Patient. Tatsächlich gibt es ebenso viele Möglichkeiten der Fallaufnahme, wie es Patienten gibt. Die hier gemachten Vorschläge sind also eher als Richtlinien denn als Regeln zu verstehen.
Das Wort „Fallaufnahme“ kann ganz wörtlich genommen werden. Wir nehmen etwas auf, was vom Patienten ausgeht. Das erinnert uns daran, dass wir vermeiden sollten, in unserer Beziehung zum Patienten zu dominant zu sein. In den meisten Fällen freilich empfiehlt es sich, erst auf „Aufnahme“ zu schalten, wenn klar ist, warum der Patient einen konsultiert, und wenn die Hauptbeschwerde in allen Einzelheiten geschildert ist.

3.2 „Offene“ Fragen

Stellen Sie die „offenen“ Fragen: „Gibt es irgendwas, das Ihre Haut auffallend besser oder schlechter macht?“ Abgesehen von den eher üblichen Modalitäten wie Wärme oder Waschen stößt man auch auf Antworten wie „Ja, wenn ich wütend bin.“ Je spontaner die Antwort auf eine offene Frage, desto wertvoller das Symptom. Wenn der Patient lange überlegt, oder die Antwort Wörter enthält wie „manchmal“, „vielleicht“, möglicherweise“ usw., kann die Modalität in der Regel als weniger bedeutend angesehen werden. Hautmodalitäten gehören insgesamt zu den nützlichsten Informationen, die man erhalten kann (s. a. Kap. 4: Fallanalyse). Eine wirklich ausgeprägte Modalität kann hundert Mittel aus der Analyse werfen oder die Auswahl jedenfalls deutlich reduzieren.
Das System des Unterstreichens oder Wertens von Symptomen ist unverzichtbar. Eine spontane Antwort auf eine offene Frage würde man zwei- bis viermal unterstreichen, in Abhängigkeit von der Häufigkeit und Intensität des Symptoms oder, anders gesagt, von der Zuverlässigkeit des Symptoms. Fallaufzeichnungen ohne ein solches Wertungssystem sind fast unbrauchbar. Eine Symptomenliste ohne Wertung und Hierarchie ist nur von sehr begrenztem Wert.

3.3 Direkte Fragen

Egal, ob der Patient spontan etwas gesagt hat oder nicht, fragen Sie nun nach einzelnen Faktoren, die die Haut zum Guten oder Schlechten beeinflussen.
Antworten auf direkte Fragen besitzen in der Regel einen geringeren Wert als solche auf offene Fragen. Es gibt allerdings Faktoren, die die Wertigkeit

beeinflussen. Patienten vergessen aus zwei Gründen manchmal, etwas zu erwähnen:

1. Sie sind so daran gewöhnt, mit dem Symptom oder der Modalität zu leben, dass sie sie einfach übersehen, wie z. B. eine bestimmte Allergie, die zum Verzicht auf ein bestimmtes Nahrungsmittel nötigt. Die Vermeidung dieses Nahrungsmittels ist Bestandteil ihres Lebens geworden, die Verschlimmerung durch dieses Nahrungsmittel tritt deswegen auch nicht mehr auf.
2. Sie sind der Meinung, ein bestimmtes Symptom sei bei allen Ekzem-Patienten vorhanden und deshalb nicht der Rede wert. Ein Patient z. B. nimmt ein heißes Bad, um den Juckreiz zu lindern, und weiß nicht, dass es vielen Ekzempatienten nach einem heißen Bad schlechter geht.

Versuchen Sie immer, die Intensität und Zuverlässigkeit einer Modalität zu bestimmen. Nur zwei- oder mehrfach unterstrichene Modalitäten sollten in der Fallanalyse Verwendung finden. Man hüte sich vor konditionierten Antworten: Der Patient mag sich nach den Regeln seines Hausarztes oder einer Selbsthilfegruppe gerichtet haben! So wird Patienten z. B. häufig erzählt, sie sollten Wasser und Überhitzung meiden, damit die Haut nicht austrocknet. Fragt man dann diesen Patienten, ob seine Haut von Wasser schlechter wird, kann es zu einer missverständlichen Antwort kommen.

3.4 Modalitäten

Fragen Sie nach den folgenden Modalitäten:

Wirkungen von

- Anstrengung
- Entkleiden
- Berührung
- Beschäftigung
- Hitze
- Jahreszeiten
- Kälte
- Luft bzw. Luftzug

- Nahrungsmitteln
- Schlaf
- Schlafmangel
- Schwitzen
- Uhrzeit
- Waschen (heiß und kalt)
- Wetter
- Wolle

Die Wirkung von Kratzen: Ist der Juckreiz besser, schlechter, unverändert, oder ändert er den Ort nach dem Kratzen?
Diese Modalitäten gelten für den Juckreiz wie für den Ausschlag oder für beide. Dies ist in den Aufzeichnungen immer deutlich zu machen.

Gemütsmodalitäten

Es gibt verschiedene Gemütszustände, die ein Ekzem bessern oder verschlechtern. Einige der häufigsten sind:

- Angst
- Ärger, entweder ihm Ausdruck zu verleihen, ihn zu unterdrücken oder dem Ärger anderer ausgesetzt zu sein.
- Aufregung
- Beschäftigung
- Ermahnungen und Vorwürfe
- Erschöpfung, geistige
- Trost
- Vorahnung
- Weinen (kann danach besser oder schlechter sein)
- Widerspruch

Noch einmal sei darauf hingewiesen, dass solche Modalitäten ausgeprägt sein müssen, wenn sie dienlich sein sollen. Es ist immer wichtig, zwischen Modalitäten zu unterscheiden, die die ganze Person betreffen, und solchen, die nur für die Hautsymptome gültig sind. Eine solche Information dient dem besseren Verständnis von „Zwiebelschalen"-Fällen, Fällen also, in denen der Weg zur Heilung über eine ganze Reihe jeweils „oben liegender" Mittel führt. Außerdem wird die Entscheidung zwischen einem konstitutionellen Mittel oder einem eher oberflächlichen erleichtert. Dies wird ausführlicher im nächsten Kapitel behandelt werden.

Art des Ausschlags

Man frage nach der Natur des Ausschlags.
Ist er

- feucht,
- schuppend,
- trocken,
- trocken, aber nach Kratzen nässend?

Ist eine Absonderung vorhanden? Wenn ja, wie ist sie beschaffen?
Ist sie

- blutig,
- eitrig,
- klebrig,
- stinkend,
- wässrig,
- welche Farbe hat die Absonderung?

Ist die Haut rissig? Wenn ja, sind die Fissuren oberflächlich oder tief und blutig?

Ist der Ausschlag außerdem

- bläschenförmig (einzeln oder in Gruppen?),
- fleckig,
- krustig (wenn ja, welche Farbe?)?

Empfindungen

Man prüfe, ob sich die Empfindung irgendwie klassifizieren lässt, z. B.:

- beißend
- brennend
- juckend, brennend nach Kratzen
- kribbelnd, prickelnd
- stechend

Eigenartige Empfindungen wie „als liefe eine Maus auf der Haut“ oder „als krabbelten Insekten herum“ findet man gelegentlich. Solche Aussagen können wörtlich genommen und im *Repertorium* nachgeschlagen werden, oder aber in einem eher symbolischen Verständnis bei der Analyse berücksichtigt werden. Dies ist hilfreich, wenn in der Analyse ein Thema sichtbar wird. Ein eingeengtes Gefühl auf der Haut könnte eine Bestätigung für Staphysagria sein, ein wandernder Juckreiz für Tuberculinum usw.

Ort

Der Ort des Ausschlags kann interessant sein, wenn letzterer sich auf einen bestimmten Teil des Körpers beschränkt. Wie im Materia-medica-Kapitel oder in den einschlägigen Rubriken des *Repertoriums* beschrieben, gibt es Fälle, in denen das Ekzem nur auf den Augenlidern erscheint oder nur hinter den Ohren beispielsweise. Manche Mittel haben eine Beziehung zu Ausschlägen an bestimmten Körperstellen.
Einige Arzneien entwickeln Ekzeme in den Gelenkbeugen. Das ist nur ein nützliches Symptom, wenn das Ekzem nur dort und nirgendwo sonst auftritt.
Gelegentlich sieht man bilateral symmetrische Ekzeme. Der Ausschlag erscheint zur selben Zeit auf beiden Seiten des Körpers an genau dem gleichen Ort. Die Genauigkeit einer solchen Symmetrie kann erstaunlich sein. Dieses Symptom ist im *Repertorium* unterrepräsentiert, es weist gegebenenfalls auf Arnica, Lac caninum, Syphilinum und Thyreoidinum hin.
Eine der schlimmsten Repertorisationen, die ich je zu Gesicht bekommen habe, stammte von einem Patienten, der die Aufzeichnungen seines früheren Homöopathen mitbrachte. Da waren folgenden Rubriken aufgeführt: Hautausschläge; Gesicht; Hautausschläge; Schultern; Hautausschläge; Hände; Hautausschläge; hinter den Ohren; usw.
Eine solche Repertorisation, die auf uncharakteristische Symptome aufgebaut ist, ist Zeitverschwendung. Heraus kommen viele Mittel, meistens Polychreste, mit dergleichen (nutzlosen) Wertigkeit in der Repertorisation.

3.5 Begleitsymptome

Andere Symptome, die sich zur gleichen Zeit wie die Hautsymptome verschlimmern, sind sehr wichtig. Sie sind Teil derselben energetischen Störung wie der Ausschlag und enthalten Hinweise auf das angezeigte Mittel. Es gibt viele Arten von Begleitsymptomen; typisch sind Nahrungsmittelverlangen und -abneigungen, so z. B. der Patient, der nach Schokolade verlangte, wenn der Ausschlag besonders schlimm war, ein Zeichen, das zusammen mit den anderen wichtigen Symptomen zur Verschreibung von Sepia führte.
Man findet vielleicht ein Gemütssymptom als Begleitsymptom, z. B. ein Patient, der an Urtikaria litt und während der Anfälle ein starkes Bedürfnis nach Alleinsein hatte, ein Symptom, das Mittel wie Arsenicum,

Phosphorus oder Pulsatilla ausschloss. Es bestätigte schließlich Natrum muriaticum. Während eines schweren Juckreizes ist es normal, dass der Patient auch mental leidet, aber es immer interessant, den Gemütszustand des Patienten, wenn seine Ekzemsymptome am schlimmsten sind, in Erfahrung zu bringen. In solchen Momenten können unbewusste emotionale Störungen in sehr subtiler Weise an die Oberfläche kommen und etwas von der Kernproblematik verraten, die der Hautsymptomatik möglicherweise zugrunde liegt. Das ist etwas anderes als die oben erwähnten Modalitäten. Man unterscheide zwischen auslösenden Ursachen, Modalitäten und Begleitsymptomen (Konkomitanzien).

Es gibt vielleicht ein einfaches Allgemeinsymptom wie Ansteigen oder Abfallen der Körpertemperatur während der Exazerbation, das helfen kann, eine ganze Reihe von Mitteln zu eliminieren. Ein Beispiel dafür wäre ein Fall mit vielen Mezereum-Symptomen. Nur fühlt sich der Patient, wenn sich die Haut verschlechtert, immer sehr viel wärmer. Das ist eine Kontraindikation für Mezereum und spricht eher für das konkurrierende Mittel Sulfur. Die beiden Rubriken in diesem Zusammenhang sind:

ALLGEMEINES; HITZE; Empfindung von
ALLGEMEINES; HITZE; Mangel an Lebenswärme

(Mezereum, trotz Verschlechterung des Juckreizes durch Wärme, ist meistens sehr frostig.)

3.6 Alternierende Symptome

Die wichtigsten Rubriken des *Repertoriums* im Zusammenhang mit alternierenden Symptomen sind:

HAUT; HAUTAUSSCHLÄGE; Allgemein; wechseln mit, Asthma
HAUT; HAUTAUSSCHLÄGE; Allgemein; wechseln mit, inneren Erkrankungen
HAUT; HAUTAUSSCHLÄGE; Allgemein; wechseln mit, Atemwegssymptomen

Die Hauptarznei für Ekzem, das mit inneren Erkrankungen wechselt, ist Graphites, besonders mit Verdauungsbeschwerden, Magengeschwüren

beispielsweise. Croton tiglium hat Ekzem abwechselnd mit Durchfall (Rektum; Durchfall; abwechselnd mit; Hautausschlägen). Die Hauptarzneien für Ekzem abwechselnd mit Asthma sind (Atmung; asthmatisch; abwechselnd mit; Hautausschlägen): Caladium, Croton tiglium, Graphites, Mezereum, Psorinum, Rhus toxicodendron und Sulfur.
Man sollte auch an die Rubrik „Gemüt; Gemütssymptome; wechseln mit, körperlichen Beschwerden“ denken. Platinum ist dafür bekannt, aber nicht die einzige Arznei mit dieser Eigenart. Im Falle eines Ekzems können auch Alumina, Belladonna und Tuberculinum ein solches Alternieren von körperlichen und geistig-emotionalen Symptomen aufweisen.
Man achte darauf, dass es sich auch tatsächlich um Alternieren handelt. Periodisches Asthma bei einem Ekzempatienten ist kein alternierendes Symptom. Es kann nur als solches gelten, wenn das Asthma immer auftritt, wenn das Ekzem ganz deutlich besser wird, eine Situation, die man häufig bei Patienten findet, die unter irgendeiner unterdrückenden Behandlung stehen.

3.7 Ätiologie

Ätiologie ist die Lehre von den Ursachen in der Medizin. Die Bedeutung der Ätiologie in der homöopathischen Fallaufnahme ist bestens bekannt. Ätiologie ist auch bekannt als „never-well-since“-Symptom.
Beim Ekzem gibt es ein paar häufige Ätiologien. Von Ausnahmen abgesehen sollten wir einen reduktionistischen Ansatz, der nach individuellen und spezifischen Ursachen sucht und die Verschreibung allein darauf gründet, vermeiden. Dies entspräche keinem ganzheitlichen, sondern eher einem allopathischen Krankheitsverständnis. Die Ätiologie sollte gesehen werden als *ein* Aspekt der Totalität.

Impfung als Ätiologie

Dies ist ein wichtiges, aber kompliziertes Gebiet. Wichtig ist es, weil sich wohl alle Homöopathen einig sind, dass Impfungen potenziell schädlich sind. Viele ältere Texte erwähnen Impfung als eine der Ursachen für Ekzem. Das *Complete Repertory* führt folgende Mittel in der Rubrik „Haut; Hautausschläge; Allgemein; Impfung, nach“ an: Crotalus horridus, Malandrinum, Mezereum, Sarsaparilla, Skookum Chuck Aqua, Sulfur und Variolinum. Diese und andere Vakzine werden im Materia-medica-Kapitel besprochen.

Impfung ist ein schwieriges Thema, weil diese als Ätiologie oft nur vermutet werden kann. Kleinkinder entwickeln ein Ekzem häufig in den ersten sechs Lebensmonaten, und es ist durchaus nicht zwingend, anzunehmen, dass es durch zufällig in diesem Zeitraum ebenfalls stattfindende Impfungen ausgelöst würde. Ich erinnere mich, der Mutter eines acht Monate alten Säuglings mit starkem Ekzem einmal einen langen Vortrag über die schlimmen Auswirkungen von Impfungen gehalten zu haben, nur um hinterher zu erfahren, dass ihr Kind überhaupt nicht geimpft war. Außerdem ist es praktisch unmöglich, herauszufinden, welche Impfung denn genau für die Symptomatik verantwortlich sein soll. Wenn andere Symptome Mittel wie Mezereum, Sarsaparilla oder Sulfur nahe legen, dann erhärtet eine vermutete Vakzinose die Indikation für ein solches Mittel.
Sind aber die Indikationen nicht klar, und eine Impfreaktion wird vermutet, befindet man sich in der misslichen Lage, mehrere tautopathische Mittel bzw. Impfnosoden „blind" verschreiben zu müssen, in der Hoffnung, eines oder auch mehrere davon werden schon eine Heilreaktion in Gang setzen. Meine eigene Erfahrung mit Impfnosoden ist nicht sehr ermutigend, andere Therapeuten haben allerdings gute Erfahrungen gemacht. Weitere Forschungen sind sicher notwendig. Ich empfehle, Impfnosoden, wenn überhaupt, einzeln und nicht zusammen mit anderen Arzneien zu geben, damit eine mögliche Wirkung überhaupt zugeordnet werden kann.

Ätiologie auf der emotionalen Ebene

Man darf durchaus annehmen, dass die Mehrzahl der Krankheiten seelische Ursachen hat. Nach diesen sollte immer gefahndet werden. Bei Kleinkindern spielt der seelische Zustand der Mutter während der Schwangerschaft eine Rolle. Es ist von Homöopathen immer wieder bestätigt worden, dass ein Kind von seinen Eltern nicht nur genetisch bedingte Krankheiten erben kann, sondern auch bestimmte Besonderheiten oder Dispositionen. Ganze Arzneimittelbilder können auf Kinder übertragen werden, besonders von der Mutter. Wo dies der Fall war, ist das übertragene Arzneibild besonders in den ersten Monaten und Jahren deutlich, bevor es vom „eigenen" Bild des Kindes überdeckt wird.
Häufig ist ein Sepia-Zustand während der Schwangerschaft, der dem Fötus Sepia-Symptome aufdrückt. Das Kind wird dann beispielsweise mit einem Sepia-Ekzem geboren. Solche Mechanismen bringen es mit sich, dass Kleinkinder häufig Indikationen zeigen von Mitteln mit emotionaler Ätiologie wie Lycopodium, Natrum muriaticum oder Sepia, Arzneien also

mit „Erwachsenenproblemen“. Man kann sich schwer vorstellen, wie anders als durch Vererbung dieses Zustands ein Kind ein „Lycopodium-Typ“ werden kann.
Beim Ekzem des Erwachsenen sind die möglichen Gemütsätiologien zahlreich und nicht grundsätzlich verschieden von Ätiologien anderer Pathologien. Eine Gemütsätiologie wie „GEMÜT; BESCHWERDEN durch, Kummer“ kann dazu dienen, kleinere Mittel zu bestätigen oder auf bekannte Polychreste hindeuten. Beispiele dafür sind:
Petroleum in der Rubrik „GEMÜT; BESCHWERDEN durch, Zorn“ oder Clematis und Graphites in der Rubrik „GEMÜT; BESCHWERDEN durch, Kummer“.
Es ist ein häufiger Irrtum, sich auf Polychreste zu beschränken, wenn eine deutliche Ätiologie gegeben ist. Ignatia oder Natrum muriaticum nach Trauer und Verlust sind die typischen Beispiele dafür. Routinemäßige Verschreibung in Kummersituationen mag wohl oft zu irgendwelchen Reaktionen, aber nur selten zur Heilung führen. Präzision ist wichtig, will man vermeiden, nur die Symptome herumzuschieben und das allgemeine Bild zu verändern, ohne wirklichen Fortschritt für den Patienten zu erreichen.

3.8 Die Vorgeschichte

Die Bedeutung der Krankheitsvorgeschichte bei der Fallaufnahme muss nicht weiter betont werden. Bei Ekzemfällen ist sie wegen des häufigen Einsatzes von Nosoden und der daraus resultierenden Notwendigkeit, die miasmatischen Einflüsse abzuklären, besonders wichtig. Auch die Mittelwahl kann davon profitieren. So haben z. B. Clematis und Alumina einige Symptome gemeinsam, gehören aber unterschiedlichen miasmatischen Gruppen an: Clematis ist deutlich sykotisch, Alumina psorisch. Graphites und Mercurius bilden ein vergleichbares Paar. Graphites ist hier psorisch und Mercurius hauptsächlich syphilitisch.
Auch die Familiengeschichte kann bei der Prognose weiterhelfen. Einige der schwersten Fälle (ebenso wie die meisten Fehlschläge) treten nach sehr komplexen, gemischt-miasmatischen Einflüssen auf. Eine unauffällige Eigen- und Familienanamnese lässt auf einen unkomplizierteren Therapieverlauf hoffen als eine Vorgeschichte mit vielen chronischen Krankheiten. Das gilt besonders, wenn Krankheiten in beiden Zweigen der Familie auftreten und mehr als einem Miasma angehören, z. B. Herzkrankheit und Arthritis auf der einen, Asthma, Krebs und Psoriasis auf der

anderen Seite. Sorgfältige Klärung schafft hier mehr Klarheit, sowohl für den Patienten als auch für den Arzt.
Während der Behandlung kann der Patient neue Symptome ganz unterschiedlicher Natur entwickeln. Es ist wichtig, zu wissen, ob diese als die Rückkehr alter Symptome gelten können oder wirklich neu für den Patienten sind. Eine detaillierte Niederschrift der Vorgeschichte wird beim Verständnis der Schwachpunkte des Patienten helfen und den Therapeuten die Wahrscheinlichkeit abschätzen lassen, dass eine vorher unterdrückte oder ungelöste Pathologie „zurückkommt", wenn der Heilungsprozess einsetzt.

3.9 Allgemeine Techniken der Fallaufnahme

Es ist sinnvoll, einige der nützlichsten Aspekte der Fallaufnahme anzuführen, da sie uns helfen, jeden Patienten, nicht nur den mit Hautproblemen, zu verstehen. Die Paragraphen 83 bis 99 im *Organon* beschreiben in aller wünschenswerten Ausführlichkeit den Vorgang der Fallaufnahme und sollten intensiv studiert werden.
Die Methode, die ich persönlich als die am ehesten hilfreiche empfinde, besteht in der Strukturierung der Aufzeichnungen. Ich gehe am liebsten so vor, andere Methoden können natürlich ebenso sinnvoll sein. Strukturierung führt immer zu Einfachheit.
Die Information, die wir vom Patienten erhalten, kann in die folgenden Kategorien aufgeteilt werden:

- Details der Hauptbeschwerde
- Ätiologie
- Emotionale und geistige Charakteristika („mentals"), die Person hinter den Symptomen
- Körperliche Allgemeinsymptome
- Miasmatische Einflüsse, Eigen- und Familienanamnese
- Themen und Muster, die sich durch mehr als eine der oben genannten Kategorien ziehen.

Auf diese Weise gewinnt man sechs klar definierte Gruppen, aus denen die Verschreibungssymptome ausgewählt werden können. Wird die Information, die in jeder Gruppe enthalten ist, herunterdestilliert auf das, was auffallend und zuverlässig ist, bekommt man eine einfache, aber robuste Symptomenmatrix, die zu einer kleinen Gruppe von Mitteln führt. Dies wird im nächsten Kapitel noch ausführlicher besprochen.

Manche mögen mit weniger rigiden Methoden arbeiten wollen. „Mind Maps", wie sie von Tony Buzan (Gedächtnisexperte und Autor von *The Mind Map Book*) empfohlen werden, sind Beispiel eines flexibleren, dreidimensionalen Ansatzes zur Fixierung von Informationen. Welches System man auch vorziehen mag, es sollte einen schnellen Zugang zu Informationen und eine problemlose Zusammenschau der wichtigsten Aspekte des Falls ermöglichen.

Individualisierung der Fallaufnahme

Wir halten uns in der Homöopathie viel zugute auf die individualisierende Art und Weise, mit der wir auf Patienten und Krankheiten eingehen. Eine solche Individualisierung sollte aber nicht nur auf die Therapie beschränkt bleiben, sondern bereits einsetzen, wenn wir mit dem Patienten in Beziehung treten. Deshalb kann es keine alleingültige Art der Fallaufnahme geben. Jedem Patienten muss auf eine Weise begegnet werden, die in der gegebenen Situation den Prozess der Informationsgewinnung maximal begünstigt. Dies erfordert auf Seiten des Therapeuten eine nahezu chamäleonhafte Wandlungs- und Anpassungsfähigkeit.
Es gibt Patienten, die man ihre Geschichte fast ohne Unterbrechungen erzählen lassen kann. Hinterher hat man dann alles, was man braucht. Das Prinzip der „kleinsten Gabe" ist auch hier gültig, der geringste, gerade eben hinreichende Stimulus, der eine ausreichende Antwort produziert, ist das Ideal, auf jeder Ebene unserer Arbeit. In der Fallaufnahme funktioniert das freilich nicht immer, aus den unterschiedlichsten Gründen gestaltet sie sich manchmal schwierig. Manche Leute sind es nicht gewohnt, ausführlich über sich selbst zu sprechen, manche begreifen die Wichtigkeit nicht, uns alles, aber auch alles, über sich zu erzählen, manche sind zurückhaltend und schüchtern, und wieder andere haben einfach nichts zu sagen. Schweigen ist ein beliebtes Mittel, dem Patienten zu gestatten, Zugang zu tiefer liegenden Gefühlen zu finden. Die Kunst des Wartens wird in der Homöopathie immer geschätzt, nicht zuletzt bei der Fallaufnahme. Schweigen und Stille können aber auch missbraucht werden und vom Patienten als bedrohlich oder bedrückend empfunden werden. Wie alles in der Homöopathie ist auch das kein universelles Hilfsmittel, das allen Situationen gerecht würde.
Das andere Extrem ist Geschwätzigkeit, mit ihr muss anders umgegangen werden, indem man z. B. den Patienten taktvoll an die Leine nimmt. Man hüte sich davor, zuviel überflüssige Informationen aufzuschreiben, die später den Fall nur verwirren.
Auch sollte bedacht werden, dass nützliche Informationen nicht nur in

den Worten des Patienten zu finden sind, sondern auch in der Art und Weise, wie er sich gibt. Geschwätzigkeit ist ein auffallendes Symptom, das niemandem entgeht. Aber auch Symptome wie „zurückhaltend", „Schüchternheit", „achtlos" oder „schroff" können in die Analyse eingehen, wenn solche Qualitäten in der Weise, wie sich der Patient ausdrückt, deutlich herauskommen. Es gibt im *Repertorium* eine Rubrik „Antworten" mit vielen Unterrubriken, die hier nützlich sind. Beispiele sind:

Gemüt; Antworten; hastig, unkorrekt, irrelevant, einsilbig, langsam usw.

Die „Sprache"-Rubriken können ebenfalls konsultiert werden. Diese Rubriken beschreiben die Qualität der Ausdrucksweise des Patienten und können bei der Bestätigung von Polychresten, aber auch von „Hautmitteln" nützlich sein. So hat z. B. Mezereum „Sprechen, langsam" und Dulcamara „Sprechen, stammelnd". Das sind Informationen, die nur aus der Verbindung von guter Beobachtung bei der Anamnese und klugem Gebrauch des *Repertoriums* zu erhalten sind.
Für jede Lebensphase und in verschiedenen anderen Situationen gibt es Strategien, die für den Verlauf der Fallaufnahme hilfreich sind. Deshalb werde ich einige der verschiedenen Situationen, mit denen wir konfrontiert sind, und einige Arten der Annäherung beschreiben.

Säuglinge und Kleinkinder

Körperliche Merkmale und Entwicklungsstand werden notiert. Vorsicht vor Stereotypen! Einige der physischen Zeichen, die helfen können, den konstitutionellen Typ des Kindes richtig einzuschätzen, sind:

- Tuberculinum-Kinder können mit dichtem Haupthaar auf die Welt kommen. Häufig lernen sie sehr früh gehen, so etwa zwischen 8 und 10 Monaten. Auch entlang der Wirbelsäule können Haare wachsen.
- Babys mit sehr stark behaarten Körpern brauchen häufig Medorrhinum oder Thuja.
- Rothaarige Kaukasier sind häufig Sulfur- oder Phosphorus-Konstitutionen.
- Kinder, die spät laufen lernen, sind nicht immer Calcarea carbonica. Das *Complete Repertory* führt 20 Mittel in dieser Rubrik auf. „Langsames Sprechenlernen" sollte auch herangezogen werden (22 Mittel).
- Schwierige Zahnung kann den Unerfahrenen ebenfalls auf eine falsche Calcarea-Fährte locken. Das *Complete Repertory* gibt 74 Mittel in der Rubrik „Zähne; Zahnung, schwierig" an.

- Babys mit problemloser Zahnung sind oft Phosphorus. Der Phosphorus-Typus leidet am wenigsten unter der Zahnung.
- Ein großer Kopf kann auf Calcarea carbonica, Calcarea phosphorica, Silicea oder Sulfur hindeuten. Calcarea-carbonica-Babys haben häufig ein rundes Gesicht und „Speckröllchen“ im Nacken.
- Kaukasische Sulfur-Babys haben häufig eine rötliche Hauttönung. Sulfur-Typen schwitzen häufig trotz ihrer Warmblütigkeit nicht viel, außer am Hinterkopf. Sie sind nahezu immer auffallend warm und können die Angewohnheit haben, ihre Socken abzustreifen.
- Calcarea-carbonica- und Phosphorus-Babys wachen fröhlich auf, Lycopodium-, Sulfur- oder Tuberculinum-Babys sind wahrscheinlich eher quengelig beim Erwachen.
- Rekurrierende Konjunktivitis mit grünlicher Absonderung, auch Verengung der Vorhaut und Vaginitis bei Kleinkindern sind Zeichen für Medorrhinum.
- Haar, das leicht verfilzt und am Hinterhaupt verklebt, weist auf alle Nosoden und Mezereum hin.

Ein normalerweise häufiges Symptom, von sehr begrenztem Nutzen bei einem Erwachsenen, kann in einem Fall mit wenig Substanz, bei einem Kleinkind beispielsweise, hilfreich sein. Da ist im *Repertorium* z. B. die Rubrik „Rektum; Obstipation; allgemein, Kindern, bei“. Eine Neigung zu lockeren Stühlen kann dann hilfreich sein, wenn man etwa zwischen Sulfur und Alumina schwankt und andere charakteristische Symptome nicht vorhanden sind. Bei Kleinkindern begnügen wir uns mit einfacheren, allgemeineren Beschreibungen als bei Erwachsenen. „Ausgeglichen“ oder „unruhig“ haben hier mehr Bedeutung als in einer späteren Lebensphase, wenn sich das Verhalten gründlicher und tiefer analysieren lässt. Ebenso kann eine Neigung zu Nervosität oder Furchtlosigkeit, Abhängigkeit oder Unabhängigkeit etc. eine ganze Reihe von Mitteln ausschließen, ohne dass man das Verhalten präziser beschreiben können müsste.

Ist ein starkes Charakteristikum vorhanden wie Angst oder Furcht vor Alleinsein ohne andere differenzierende Symptome, kann es dienlich sein, sich näher mit der Mutter zu befassen. Weiß man z. B., dass die Mutter ein „Arsenicum-Typ“ ist, sind die Chancen recht hoch, dass auch das Kind positiv auf Arsenicum reagieren wird.

Nahrungsmittelverlangen und -abneigungen sind bei Kindern außerordentlich aufschlussreich. Unsere modernen *Repertorien* haben ausgefeilte Nahrungsmittelrubriken, und eine Kombination wie „Abneigung gegen Süßes“ und „Verlangen nach Fisch“ reicht aus, um zu einer Verschreibung zu kommen (hier Phosphorus).

Die Nahrungsmittel, die ich regelmäßig abfrage, sind: Eier, Fisch, Fleisch, Gemüse, Obst, Milch, Süßes, Salz und Gewürze. Es ist überraschend, wie früh im Leben z. B. ein Sulfur-Kind ein Verlangen nach pikanten Sachen entwickelt oder wie ausgeprägt Phosphorus- oder Sulfur-Kinder herzhafte Babynahrung einer zu süßlichen vorziehen. Dies ist ein nützliches Symptom, ist doch das Gegenteil bei Kindern viel häufiger.
Bei der Beschreibung der kindlichen Symptomatik müssen wir uns natürlich sehr auf die Eltern verlassen können, und häufig treffen wir hier nicht auf die Detailfreudigkeit, die uns vorschwebt. Die Informationen können auch relativ stark verbogen sein, finden es doch manche Eltern geradezu ehrenrührig, dass ihr Kind in irgendeiner Beziehung nicht perfekt sein sollte. Andere Eltern legen großen Wert auf Dinge, die ganz typisch für die Altersgruppe sind. So ist es z. B. nicht sinnvoll, das Symptom „kann keinen Widerspruch ertragen" bei 2- bis 3-jährigen Kindern zu verwenden. Mindestens 80% der Mütter finden ihren Sprössling in diesem Alter „stur" oder „dickköpfig". Die Rubrik „Dickköpfigkeit bei Kindern" ist nur zu berücksichtigen, wenn das Symptom wirklich sehr stark ausgeprägt ist.

Jugendliche

Mit dieser Altersgruppe haben wir es oft nicht leicht. Mit einem kooperativen, offenen Jugendlichen kann es ein reines Vergnügen sein, zu arbeiten, aber meistens werden die Jugendlichen sozusagen von den Eltern an den Haaren herbeigezerrt oder befinden sich in einem Stadium, in dem sie ihre Unabhängigkeit demonstrieren wollen, häufig in einer Mischung aus Aufsässigkeit und Schweigsamkeit. Auf Fragen wird oft einsilbig und abwehrend geantwortet. Es ist ganz wichtig, solchen Patienten zu zeigen, dass man auf ihrer Seite ist und dass die Fragen nicht dem Zweck dienen, ein Urteil über sie zu fällen. Man schlage immer vor, sie alleine zu konsultieren. Manche Therapeuten halten es für unabdingbar, einige Zeit alleine mit den Kindern zu verbringen. Ich denke, wir müssen auch hier von Fall zu Fall entscheiden. Manche Kinder fühlen sich unwohl und schutzlos, besonders zu Beginn einer therapeutischen Beziehung. Seien Sie den Bedürfnissen des Patienten gegenüber immer offen. In diesem Alter ist es dennoch wichtig, die Meinung der Eltern zu hören, da einige Jugendliche gerade erst anfangen, sich selbst wahrzunehmen, und noch wenig Erfahrung mit Selbstanalyse und Introspektion haben.
Es ist bei Teenagern dienlich, deutlich zu machen, dass man ein Interesse mit ihnen teilt. Basiswissen in Rockmusik z. B. hilft bei jemandem, der sich dafür interessiert, das Eis zu brechen, besonders wenn zu Hause darüber die Nase gerümpft wird. Mit Kommentaren zum letzten Bundes-

liga-Spieltag o. Ä. anzufangen, ist immer besser, als gleich in medias res zu gehen.

In diesem Alter werden zwei Verhaltensweisen für die Fallanalyse relevant, die sich in die Sprache des *Repertoriums* übersetzen lassen. Die Symptome „zurückhaltend" und „Abneigung zu antworten" sollten nicht nur als frustrierende Stolpersteine gesehen werden, sondern als integraler Bestandteil der Pathologie, wenn sie sehr ausgeprägt sind.

Die Behandlung von Akne bei Jugendlichen kann sehr frustrierend sein. Einer der Gründe, warum sie so schwer zu therapieren ist, ist die Schwierigkeit, tiefer in den Patienten hineinzuschauen.

Erstellen von Charakterprofilen

Hier wie auch beim Sammeln von Informationen zur Hautsymptomatik ist es am besten, mit allgemeinen, offenen Fragen zu beginnen und dann zu detaillierteren überzuleiten. Es gibt hier zwei grundlegende Methoden:

Die erste ist geeignet für Patienten, die ein bisschen von Homöopathie oder psychosomatischer Medizin verstehen oder eine Psychotherapie hinter sich haben. Hier kann man fast gänzlich passiv bleiben und den Patienten bitten, „seine Geschichte zu erzählen". Das ist die Methode, die von vielen modernen klassischen Homöopathen bevorzugt wird. Die gröbsten Fallstricke dieser Vorgehensweise sind Selbsttäuschung und das Verwechseln von Theorie und Wirklichkeit, auf Seiten des Patienten wie des Arztes. Manchmal erhält man zuviel überflüssige Informationen über das Leben des Patienten oder über Erfahrungen in einem Bereich, der für die homöopathische Analyse nicht unbedingt von Belang ist. Am Ende einer solchen Anamnese hat man dann Seiten voller Psychoanalyse und nur ein paar dürre Hinweise auf solide, verwendbare Fakten. Man hüte sich vor Leichtgläubigkeit gegenüber Aussagen wie „Meine Probleme haben alle mit Verlassenwerden zu tun" usw. aus dem Mund von Patienten, die erhebliche Psychotherapieerfahrung mitbringen. Manchmal sind solche Aussagen mehr auf intellektuelle Analyse und Einbildungen denn auf Gefühl und seelische Erfahrung gegründet.

Der zweite Weg ist strukturierter. Man bittet den Patienten einfach, sich selbst zu beschreiben. Auch wenn man nur ein oder zwei kurze Sätze zur Antwort erhält, kann es ein guter Einstieg in ein größeres Verständnis der Person sein. Häufig zählen Patienten nur ein paar Worte auf wie „schüchtern", „zurückhaltend", „ruhig", „tolerant" usw. Solch eine kleine Liste kann allerhand verraten. Der Arzt sollte an einem bestimmten Punkt der Anamnese noch einmal diese Liste durchgehen und nachhaken, um herauszufinden, was genau der Patient meinte. Es ist aber wichtig, erst einmal diese Liste zu haben, diese paar Worte, die Samenkörner sein können, aus denen eine tiefere Einsicht wächst. Es sollte immer klar sein, dass diese einfachen Beschreibungen viel über die verborgenen Aspekte der Person aussagen. Patienten mit unterdrücktem Ärger, die sich selbst als „seelenruhig" beschreiben, sind Legion. Nehmen Sie nicht alles für bare Münze! „Fürsorglich" kann bedeuten, dass man sich in der Lage befindet, für jemanden sorgen zu müssen. Es muss nicht heißen, dass man eigentlich und ursprünglich von fürsorglichem Charakter wäre. „Selbstvertrauen" kann sich beziehen auf eine Berufserfahrung, die sich im Laufe langer Jahre angesammelt hat, muss aber nicht für soziale Interaktionen außerhalb dieses Kontexts gelten. Widersprüchen sollte immer nachgegangen werden. Ein Beispiel ist der Patient, der sich anfangs einen Mangel an Selbstvertrauen attestierte und später, auf die Frage nach Ängsten, ausrief: „Nie, ich bin ein tapferer Mensch!" Dieser scheinbare Widerspruch war der Einstieg in ein vertieftes Verständnis der psychologischen Situation des Patienten.

Immer gilt es, die Person hinter den Symptomen zu entdecken, das Individuelle hinter der dürren Beschreibung.

Empfehlenswerte und produktive Fragen sind:

- Weswegen kritisieren andere Sie oder beschweren sich über Sie?
- Welche Eigenschaften mögen Sie an anderen am wenigsten?
- Welche Eigenschaften bewundern Sie bei anderen am meisten?
- Was würden Sie an sich selbst am ehesten ändern wollen?
- Was würde Ihr Mann/Ihre Frau/Ihr Partner an Ihnen am liebsten ändern?
- Was möchten Sie an Ihrer jetzigen Situation ändern?
- Wie verbringen Sie gern Ihre Freizeit?
- Welche Tagträume oder Wunschvorstellungen haben Sie?
- Erzählen Sie mir mehr über Ihr Verhältnis zu Ihren Arbeitskollegen/Partnern/Kindern/Freunden!

Vermeiden Sie Fragen, die mit „Ja" oder „Nein" zu beantworten sind. Entscheidungsfragen sollten bis zum Ende der Befragung aufgespart werden, um die Lücken in Ihrem Verständnis des Patienten zu füllen oder um verschiedene in Frage kommende Mittel zu differenzieren.

Patienten, die ganz unfähig sind, sich selbst zu beschreiben und anscheinend gar keine Begabung zur Introspektion mitbringen, können allenfalls mit der Rubrik „achtlos" erfasst werden. Das ist nicht dasselbe wie „geistesabwesend", wie es in manchen Repertorien suggeriert wird.

Wie Hahnemann schon im *Organon* schrieb, ist es hilfreich, wo immer möglich, eine Beurteilung des Patienten durch seine Verwandten und Freunde ebenfalls festzuhalten.

Symbolische Sprache

Einer der faszinierendsten Aspekte der Fallaufnahme ist die Analyse des Sprachgebrauchs des Patienten. In den Worten, die Menschen unbewusst gebrauchen, steckt viel verborgene Bedeutung. Dieser Punkt ist nicht direkt relevant für die Ekzembehandlung, er wird aber im Kapitel zur Fallanalyse behandelt, weil er ein so wichtiges und faszinierendes Thema ist. Dies ist auch der Hauptgrund, warum eine wörtliche Aufzeichnung der Aussagen des Patienten so wertvoll ist. Freilich ist eine solche wörtliche Mitschrift nicht unabdingbar. Einige der besten Homöopathen leben sehr gut mit recht kurzen Beschreibungen der Symptome des Patienten. Manche übersetzen sogar gleich die Aussagen des Patienten in Rubriken und schreiben nur diese auf. Mit genügend Wissen und Erfahrung mag das auch funktionieren.
Wörtliche Niederschrift gibt uns allerdings die Möglichkeit, Auskünfte des Patienten in einer tieferen und kreativeren Weise zu interpretieren. Ein Beispiel dafür ist der Patient, der während der Erstanamnese häufig Worte wie „stagnierend", „festsitzen", „blockiert" usw. benutzte, um seine körperlichen Beschwerden zu beschreiben. Das Bild war ganz klar das einer unterdrückten Person, und dies spiegelte sich in allen Aspekten seines Lebens bis hinunter zu den physischen Empfindungen, die seine Hauptbeschwerde begleiteten. Ein derart deutlicher Ausdruck eines Themas half bei der Wahl des Mittels, das diesem energetischen Zustand entsprach.

Fragebögen

Diese haben ihre Vor- und Nachteile. Wird ein Fragebogen benutzt, um Patienten aus der Entfernung zu behandeln, sollte er sehr detailliert sein, die Fragen sollten den oben angeführten entsprechen. Es überrascht manchmal, wie ein zurückhaltender oder schüchterner Patient in Fragebögen auf einmal unendlich viele Einzelheiten preisgibt. Es ist also sinnvoll, für schwierige Situationen einen Fragebogen zu entwerfen. Fragebögen können eine Anamnese nie ersetzen, weil gerade die Beobachtung des Patienten so unendlich wichtig ist. Ein Patient braucht außerdem viel Geduld, um Fragebögen korrekt auszufüllen. Der Bogen, den ich in meiner Praxis verwende, ist 24 Seiten lang, man braucht etwa zwei Stunden zum Ausfüllen.

Computerdatenbanken

Auf dem Markt sind Datenbanken, die speziell für die Verwaltung von Anamneseaufzeichnungen konzipiert sind. Sie können sehr nützlich sein, erlauben sie doch einen Zugriff auf unsere Patientendaten, der „per Hand" einfach nicht machbar wäre. Variablen können beliebig kombiniert und analysiert werden. In Sekundenschnelle beispielsweise erfährt man, wie viele Patienten einer bestimmten Altersgruppe auf dieses oder jenes Mittel in dieser oder jener Verdünnung angesprochen haben, oder wie viele Patienten von einem bestimmten Kollegen überwiesen worden sind und weshalb, und wie viele davon gebessert werden konnten. Die Möglichkeiten sind endlos. Diese Form eines schnellen Zugriffs auf große Mengen Information ermöglicht aussagekräftige Audits einer homöopathischen Praxis.

Der Gebrauch von Computern für die Repertorisation wird im folgenden Kapitel besprochen.

4 Fallanalyse

4.1 Repertorien

Die Technik der Fallanalyse, wie sie in diesem Buch beschrieben wird, basiert auf dem Gebrauch des *Repertoriums* und erfordert einige Kenntnis desselben. Repertorien haben sich seit Kents *Repertorium* enorm weiterentwickelt. Wenn auch die meisten modernen Repertorien auf Kent aufbauen, finden sich darin viele Zusätze, sowohl neue Rubriken als auch neue Mittel in den alten Rubriken.

Effizient Homöopathie zu machen ohne *Repertorium* würde bedeuten, ein Materia-medica-Wissen parat zu haben, das die Möglichkeiten eines jeden, der über kein photographisches Gedächtnis verfügt, übersteigt. Einige Therapeuten verschreiben intuitiv, ohne Bezug zum *Repertorium;* ein solcher Ansatz wird hier nicht propagiert.

Das Repertorium wird manchmal in einer Weise benutzt, die man als „Daumenrepertorisation" bezeichnen könnte: Der Inhalt einer Rubrik wird entweder während oder nach der Fallaufnahme überflogen, Daumen deshalb, weil dann der Daumen als Lesezeichen dient. Dies kann die Aufmerksamkeit auf Mittel lenken, die sich durch die Rubriken ziehen, oder auf kleine Mittel, die man nicht so ohne weiteres beherrscht. Es kann auch einen Verdacht bestätigen, den man aus seiner Materia-medica-Kenntnis heraus hat. Wenn z. B. Mezereum angezeigt scheint und der Patient ein ausgeprägtes Verlangen nach Kaffee und Abneigung gegen Milch hat, so kann ein Blick in diese beiden Rubriken helfen, das Mittel zu bestätigen.

Diese Art des Repertoriumsgebrauchs hat seine Grenzen und kann in die Irre führen. Es kann verkehrtes Denken an einem unpassenden Mittel entlang sehr fördern.

Die wichtigste und nützlichste Art, mit dem Repertorium umzugehen, ist die präzise Repertorisation einer sorgfältig ausgesuchten Symptomenreihe.

Präzision

Maximale Präzision bei der Verschreibung sollte grundsätzlich angestrebt werden, auch wenn sie noch so schwierig ist. Repertorien fördern und begrenzen gleichermaßen eine solche Präzision. Die Auswahl von fünf Rubriken und der Tatbestand, dass nur ein relativ unbekanntes Mittel durch alle Rubriken geht, das dann auch noch das Simillimum ist, ist außerordentlich befriedigend. Es ist eine der Stärken des *Repertoriums,* dass es ein wesentliches Hilfsmittel bei der Lösung solcher Fälle sein kann. Leider sind solche Bilderbuchanalysen ziemlich selten. Abgesehen

von Irrtümern seitens des Therapeuten gibt es, was das *Repertorium* betrifft, dafür zwei wesentliche Gründe.
Das Kentsche *Repertorium* ist im Original in vielerlei Hinsicht unvollständig. Sehen Sie z. B. in die Rubriken „Gemüt; Peinlich in Kleinigkeiten“, „Gemüt; Reizbarkeit vor Menses“, „Magen; Verlangen, gewürzten, stark gewürzten Speisen“. Sie sind ganz klar unvollständig, und Repertorisationen werden demzufolge auch ungenau sein – sie werden trotz der methodischen Strenge, mit der die Rubriken ausgewählt sein sollten, „Löcher“ haben. Nimmt man die drei eben erwähnten Rubriken als Beispiel, so finden sich Natrum muriaticum, Pulsatilla und Sulfur in allen dreien im *Complete Repertory*, nicht aber im *Kent*. Nosoden sind im *Kent* unterrepräsentiert, manche kommen gar nicht vor, ein wichtiger Teil unseres Arsenals wird also gar nicht erfasst. Bis vor kurzem war es gar nicht möglich, eine indizierte Nosode, außer vielleicht Psorinum, allein durch Repertorisation zu finden.
Umfangreichere und neuere Werke werfen ein anderes Problem in Sachen Präzision auf. Es ist in solchen Repertorien nicht selten, dass man aufgrund der vielen Nachträge bei einer Gruppe von zehn oder mehr Mitteln landet statt wie vordem bei einem oder zwei. Unsere Methoden müssen sich solchem „Wachstum“ der Repertorien anpassen. Häufig ist das Beste, was ein Repertorium leisten kann, uns zu einer relativ großen Gruppe von Mitteln zu führen, unter denen das Simillimum dann hoffentlich gefunden wird. In gewissen Grenzen war das immer so, nur ist der Unterschied nun, dass die „Kandidatengruppe“ größer geworden ist. Das hat Vor- und Nachteile. Man kann einerseits auf Mittel aufmerksam gemacht werden, die sonst vielleicht unbeachtet geblieben wären, anderseits kann diese Vielfalt an Wahlmöglichkeiten sehr verwirren.
Das Hauptziel dieses Buches ist die Erhöhung der Genauigkeit der Verschreibung durch ein Fokussieren unseres Wissens auf das, was in der Praxis am meisten Nutzen bringt. Obwohl in Seminaren oder in Artikeln häufig von Fällen zu hören ist, in denen mit außergewöhnlicher Präzision verordnet wurde, sieht das Tagesgeschäft des Homöopathen leider ganz anders aus. Elegante Präzision ist eher die Ausnahme als die Regel, auch bei den Besten unter uns.

Computer

Repertorisieren ist wie für Computer gemacht angesichts der zeitaufwendigen und mühsamen Rechnerei, die damit verbunden ist. Hat man einmal über längere Zeit einen Computer in der Praxis benutzt, wird man sich fragen, wie man vorher ohne ihn fertig geworden ist.

Computerrepertorien bieten mehrere Analyseformen. Diejenige, der in diesem Buch der Vorzug gegeben wird, ist die Analyse nach Anzahl der Rubriken. Anders ausgedrückt, es wird nicht darauf geachtet, welche Wertigkeit das Mittel hat. Das Ziel einer Repertorisation ist ja nur, zu erfassen, was für den Fall wesentlich ist, und Symptome auszuwählen, die zuverlässig sind. Eine graphische Darstellung der Analyse der Ergebnisse hilft bei der endgültigen Entscheidung. Auch wenn die schließlich verschriebene Arznei nicht über Repertorisieren gefunden worden ist, ist die graphische Darstellung der Rubriken und Ergebnisse eine gute Zusammenfassung des Falls, auch um später darauf zurückgreifen zu können. Aus diesem Grund ist es auch sinnvoll, jeden Fall zu repertorisieren, auch wenn das Mittel auf anderen Wegen gefunden wurde.

Manche Computerprogramme haben Funktionen wie „Expertensysteme", deren Gebrauch die Wertung der Rubriken nach Bedeutung und Intensität erlaubt. Ein Expertensystem repertorisiert nicht nur, sondern analysiert den Fall auch entlang der vermuteten Gedankengänge des Homöopathen. Es handelt sich also um den Versuch, den Computer wie einen Therapeuten „denken" zu lassen. Solche Programme sind fraglos recht nützlich, aber außerhalb des Interesses dieses Buches.

Wiederholter Gebrauch des *Repertoriums* ist einer der besten Wege, Materia medica fast mühelos zu lernen. Hat man die häufigsten Rubriken immer und immer wieder konsultiert, setzen sich die darin enthaltenen Arzneien im Gedächtnis fest. Die Arzneien, wie sie z. B. in den Rubriken „Verlassenes Gefühl", „Verlangen nach Salz oder Salzigem", oder „Jucken, schlimmer nachts" enthalten sind, werden vertraut durch häufiges Konsultieren dieser Rubriken.

Kleinere Mittel können auch anhand des *Repertoriums* studiert werden, eine Methode, die von vielen Lehrern seit langem verwendet wird. Sich durch die gedruckte Ausgabe eines *Repertoriums* zu wühlen auf der Suche nach dem Auftreten dieses oder jenes Mittels, ist eine Herkulesarbeit, die obendrein in wenigen Sekunden durch ein Computerprogramm erledigt werden kann. So kann man alle Wahnideen von Kali bromatum oder die Verlangen und Abneigungen von Physostigma oder alle dreiwertigen Vorkommen eines Mittels in einem bestimmten Repertoriumskapitel finden. Beispiele sind Legion.

Wie alle Dinge haben auch Computer ihre Nachteile. Verlässt man sich zu sehr auf sie, kommt man zu falschen Verschreibungen. Repertorisation wird durch den Computer so sehr vereinfacht, dass man leicht dem Irrtum erliegt, zu viele Symptome hineinzupacken, und schließlich bei einer Fülle von Polychresten und vermutlich völlig abwegigen Mitteln landet. Auch die sorgfältige Auswahl weniger Rubriken ist nicht ohne Tücken.

Die Versuchung ist einfach die, Mittel zu verschreiben, die normalerweise für den Fall nicht passend erscheinen, nur weil sie an erster Stelle in der Repertorisation liegen. Der Computer kann an Mittel erinnern, die man sonst übersehen hätte, er kann aber auch Mittel vorschlagen, die völlig daneben liegen. Eins der Charakteristika einer Repertorisation ist, dass auch gut ausgewählte Rubriken manchmal zu falschen Mitteln führen können, und manchmal ist es sehr schwer zu entscheiden, ob der Computer vielleicht eine Facette des Mittels abbildet, der man sich gar nicht bewusst ist. Das ist um so wahrscheinlicher, je mehr die Aufmerksamkeit des Homöopathen auf den Bildschirm statt auf den Patienten gerichtet ist. Der Grundsatz einer Repertorisation ist immer, in der Arzneimittellehre „rückzufragen", um aus den Vorschlägen der Repertorisation das Simillimum auszusuchen.

4.2 Lokale Symptome bei der Fallanalyse

Bei der Behandlung von Ekzemen können Lokalsymptome, insbesondere Hautsymptome, sehr nützlich sein. Eins der wesentlichen Ziele dieses Kapitels ist die Entwicklung und Klarstellung des folgenden Gedankens:

> Die Ebene, auf der die charakteristischen Symptome sich befinden, und das Ausmaß, in dem Lokalsymptome für die Fallanalyse relevant sind, variieren von Fall zu Fall, abhängig hauptsächlich vom Ausmaß der vorliegenden Pathologie.

Mit der Entwicklung der modernen psychologisch orientierten Homöopathie ist viel Aufhebens von der „Person hinter den Symptomen" gemacht worden. Homöopathen sind sich einig, dass Krankheit kein lokales Phänomen ist und dass der Krankheitsprozess ebenso komplex ist wie die Person, die ihn erleidet, d. h., er ist ein Produkt des gesamten Seinszustandes des Patienten. Diese Hierarchisierung der Symptome, wonach Geistes- und Gemütssymptome über den körperlichen stehen, ist bei Ekzemen nicht immer sinnvoll. Nicht so sehr das Modell an sich steht zur Debatte, es lässt sich nur nicht auf jeden Fall anwenden. Insbesondere kann es nicht funktionieren, wenn nur sehr wenig Geistes- und Gemütssymptome vorliegen. Es soll gezeigt werden, dass dies bei Ekzemen sehr häufig der Fall ist.
Unser Wissen um die schädlichen Wirkungen einer unterdrückenden allopathischen Behandlung, im Verein mit der – gewöhnlich berechtigten –

Neigung, nicht auf der Grundlage oberflächlicher körperlicher Symptome zu verschreiben, hat zu einigen Missverständnissen bei der homöopathischen Ekzembehandlung geführt. So ist das Ergebnis einer Behandlung oft enttäuschend, und viele Homöopathen glauben schlicht, dass Hautprobleme aus irgendwelchen philosophischen Gründen sehr schwer zu behandeln seien. Unangebrachte Angst vor Unterdrückung mit homöopathischen Arzneien kann zu Verwirrung beim Therapeuten und zu falscher Verschreibung führen. Das will nicht sagen, dass wir jede Vorsicht vor Unterdrückung fahren lassen sollten. Dieses Kapitel wird hoffentlich einiges Licht in die Sache bringen.

Symptome sind in dem Maße wichtig, wie sie einen Fall charakterisieren oder individualisieren. Charakteristische Symptome können auf allen Ebenen auftreten. Die Tatsache, dass das Ekzem nachts stärker juckt, ist ebenso charakteristisch für den „Gemüthszustand" (*Organon*, § 211) wie jeder andere Aspekt des Falls. Wir sollten nicht von der Tatsache beeindruckt sein, dass es ein lokales oder Hautsymptom ist. Es gibt einen Haufen Mythologie um die vorgebliche Fürchterlichkeit einer „Behandlung der Haut", als wäre die Haut irgendwie etwas anderes als der Patient und nicht Teil der Gesamtheit. Es gibt diesen Glauben, es sei unterdrückend, Hautsymptome in die Fallanalyse mit einzubeziehen, und dass es wichtiger sei, Geistes- und Allgemeinsymptome zu bedenken. Wie so oft in der Homöopathie ist das letztere *häufig*, aber nicht *immer* wahr. Unseligerweise werden aus Richtlinien häufig zu Unrecht Regeln, und Ausnahmen werden auf Kosten der Patienten systematisch übersehen. Wie jemand einmal richtig bemerkte, ist eine Antwort, die auf jede Frage in der Homöopathie zutrifft, „manchmal"!

Es gibt ein ganzes Spektrum von Möglichkeiten. Es beginnt dort, wo Lokalsymptome, einfach weil sie gewöhnliche Symptome sind, nutzlos sind, und geht hin bis zum anderen Extrem, wo die Lokalsymptome die Totalität des Falles abbilden und weiter nichts zum Analysieren übrig bleibt, kein Geistes- und kein Allgemeinsymptom. Zwischen diesen beiden Extremen gibt es viele Zwischenformen.

In seinem Buch *The spirit of homoeopathy* schreibt Rajan Sankaran:

„Eine Arznei, die den Geisteszustand und die Allgemeinsymptome des Patienten abdeckt, hat eine größere Aussicht auf Heilwirkung als eine, die die Lokalsymptome ohne Rücksicht auf Gemüts- und Allgemeinsymptome deckt."

Das ist schon richtig, *so lange es individualisierende Geistes- und Allgemeinsymptome gibt, mit denen sich arbeiten lässt.*

Man denke daran, dass die Haut wichtige sensorische, neurologische, ausscheidende, thermostatische und andere Funktionen hat und uns auch im psychologischen Kontext viel über die innere Situation des Patienten mitteilt. Homöopathisch gesehen, kann Haut völlig gleichberechtigt sein, wenn es darum geht, die Totalität der Symptome zu ermitteln.

4.3 Welche Totalität?

„Einzig die krankhaft gestimmte Lebenskraft bringt die Krankheiten hervor, so daß die, unsern Sinnen wahrnehmbare Krankheits-Aeußerung zugleich alle innere Veränderung, das ist, die ganze krankhafte Verstimmung der innern Dynamis ausdrückt und die ganze Krankheit zu Tage legt." (*Organon*, § 12)

„Die Symptomentotalität ist enorm bedeutend. Das ist eine wundervoll ausladende Sache. Man kann sagen, sie ist alles, was bei der Krankheit essentiell ist." (*Vorlesungen zur Homöopathie*, J.T. Kent)

Wo fängt die Symptomentotalität an und wo hört sie auf? Hört sie vielleicht geradewegs unterhalb der Haut auf? Auf der Hautoberfläche? Erstreckt sie sich vielleicht bis in die persönliche Umgebung des Patienten? Ist die Umgebung des Patienten die Ursache der Totalität oder Teil von ihr? Nach meinem Dafürhalten hat die wirkliche Totalität keine Grenzen. Unser Verständnis von ihr ist lediglich bestimmt von unserem Vermögen, sie wahrzunehmen. So gebraucht Hahnemann in § 12 den Ausdruck „unseren Sinnen wahrnehmbare Krankheits-Aeußerung". Es ist möglich, dass wir in Zukunft das Simillimum auf mikroskopischer Ebene finden können. Es ist sicher, dass die Individualität des Patienten und seine Krankheit sich auf dieser Ebene manifestieren, aber wir haben z. Zt. noch keine Möglichkeit, sie hier zu interpretieren. Die moderne Technik der Dunkelfeldmikroskopie lebenden Blutes enthüllt ein lebendiges, einzigartiges Bild der Person. Die Essenz einer Person ist sicherlich ebenso in den Myriaden von Lebensformen und biologischen Beziehungen ausgedrückt wie in der Art, in der wir uns zur Außenwelt in Beziehung setzen.
Eine alternative Sicht der Dinge wäre, dass unser Verständnis von der Frage bestimmt wird, wie viel von der Totalität uns der Organismus zu einem gegebenen Zeitpunkt preisgibt. In jedem Fall liegen Hinweise, die wir zum Verständnis des Falls brauchen, auf jeder nur möglichen Ebene. Wir können eine kleine Gruppe von körperlichen Allgemein- und Lokalsymptomen heranziehen, oder wir können die Kindheit des Patienten

beleuchten, den Zustand der Mutter während der Schwangerschaft, die Natur der persönlichen Beziehungen oder sogar, in einem noch umfassenderen Verständnis, die Art der Probleme, die der Patient mit seinem Wagen oder jedem anderen leblosen Objekt hat, mit dem er in inniger Beziehung steht.
Am besten geht man an jeden Fall mit dem Bestreben, die größtmögliche Totalität zu erfassen. Dann können wir immer noch unsere Ansprüche herunterschrauben, bis wir schließlich darauf kommen, was an dem Kranken insbesondere zu heilen sei. Wir sollten dem Patienten und seinen Symptomen erlauben, unsere Herangehensweise zu definieren statt sich ihm mit einer vorgefertigten Schablone anzunähern. Ein Therapeut, der eine sehr weit gefasste Totalität zu sehen in der Lage ist, kann auf der Grundlage einer sehr engen Symptomengesamtheit verschreiben, wenn die Situation es verlangt, aber der Arzt, der nur die kleine Totalität sieht, ist nicht in der Lage, das Umgekehrte zu tun.

4.4 Die Hologramm-Analogie

Die Art, wie wir unseren Patienten sehen und seinen Fall homöopathisch analysieren, kann mit den Charakteristika und unserem Verständnis von Hologrammen verglichen werden.
Einfach ausgedrückt, wird ein Hologramm, ein dreidimensionales Bild aus Licht, folgendermaßen erzeugt:
Ein Laserstrahl wird durch ein Gerät geschickt, das einen Referenzstrahl und einen Objektstrahl aus dem ursprünglichen Lichtstrahl erzeugt. Der Objektstrahl wird auf das abzubildende Objekt gerichtet, und ein weiterer Laserstrahl wird durch das Interferenzmuster geleitet, das aus der Kombination von reflektiertem Objekt und Referenzstrahl entsteht. Das Ergebnis ist ein dreidimensionales Bild des Objekts.
Hologramme haben einige erstaunliche Eigenschaften. Nimmt man einen kleinen Teil eines Hologramms und lässt einen anderen Laserstrahl hindurch fallen, so wird das gesamte Bild reproduziert. Jedes Mal wird das Originalobjekt dupliziert, aber aus einer anderen Perspektive, egal, wie viele solcher Zweitbilder man herstellt. Das Ganze ist im kleinsten Teil enthalten. Das gleiche Phänomen lässt sich in der fraktalen Geometrie beobachten, bei der eine organisierte Struktur in einem sehr komplexen Muster aufscheint. Das Buch *Chaos* von James Gleick (Cardinal, 1990) bietet eine ausgezeichnete Einführung in Fraktale und das Konzept der Selbstabbildung, Muster innerhalb von Mustern, die sich ins Unendliche wiederholen. Das geometrische Muster eines Bilds wie des Mandelbrot'-

schen „Apfelmännchens“ oder einer Koch-Kurve wird immer und immer wieder wiederholt, wie klein auch der Teil des Bilds sein mag, den man fokussiert.
Bei Hologrammen gilt, dass je kleiner das Teilstück ist, das verwendet wird, um das Gesamtbild zu erzeugen, desto verschwommener dieses Gesamtbild ausfällt. Je individueller aber das Teilstück ist (jedes stammt ja aus einer anderen Perspektive), desto schärfer tritt das Gesamtbild hervor.

Entsprechungen zum homöopathischen Fall

Die oben erwähnten Charakteristika eines Hologramms zeigen Parallelen zur homöopathischen Fallaufnahme:

1. Das Ganze ist im kleinsten Teil präsent. Eine kleine Gruppe charakteristischer Symptome enthält die Essenz des ganzen Falls. Nehmen wir an, ein Ekzemfall hat folgende Besonderheiten:

HAUT; HAUTAUSSCHLÄGE; Fissuren, mit; rissig
HAUT; HAUTAUSSCHLÄGE; Allgemein; Winter, verschlimmert
HAUT; JUCKREIZ; Kratzen, ändert den Ort beim
HAUT; JUCKREIZ; Wärme, Warmwerden verschlimmert

Eine solche Symptomenmatrix ist typisch für Alumina (nach dem *Complete Repertory*). Wenn die Symptome selber zuverlässig sind in puncto Häufigkeit und Intensität, kann Alumina mit einiger Sicherheit verschrieben werden (unter der Bedingung, dass die Symptome nicht auf Kosten charakteristischer Geistes- oder Allgemeinsymptome ausgesucht wurden und keine Kontraindikationen für Alumina bestehen). Die Essenz des Falls drückt sich in einzigartiger Weise in diesen Lokalsymptomen aus: Das Ganze ist im Teil enthalten.

2. Je kleiner die Symptomengruppe ist, desto weniger klar ist das Gesamtbild des Patienten bzw. seiner Krankheit. Dies ist analog zum Verhältnis von Größe des Teilstücks und Schärfe des Gesamtbildes beim Hologramm. Je weniger Symptome es gibt, desto geringer wird selbstverständlich die Aussagekraft des einzelnen Symptoms. Nehmen wir die folgenden zwei Rubriken:

HAUT; HAUTAUSSCHLÄGE; Absonderung, feuchte; Kratzen nach
HAUT; JUCKREIZ; nachts

Es finden sich 18 gemeinsame Mittel in diesen beiden Rubriken!

3. Je weiter die Symptome „heruntertransformiert" (Fachbegriff, der gebraucht wird, um zu beschreiben, dass Strom durch einen Transformator geschickt wird, um die Voltzahl zu verringern) sind, desto weniger zuverlässig sind sie. Das erklärt, warum körperliche Symptome an sich im Allgemeinen weniger zuverlässig und nützlich sind als Geistes- oder Allgemeinsymptome. Dies gilt insbesondere, wenn die Störung von der seelischen Ebene ausgeht. Die Hautsymptome sind hier ein „heruntertransformierter" Ausdruck dieser Störung.

4. Je mehr kleine Bilder man sich ansieht, desto klarer wird einem, was an dem Patienten zu heilen ist. Das Ganze ist in jedem Teil enthalten. Deshalb findet man oft, dass die kleine Totalität der Hautsymptome, die kleine Totalität des Verdauungssystems und die größere Totalität von Geist und Gemüt alle dasselbe Thema ausdrücken und so einen roten Faden ans Tageslicht bringen, der durch den Fall geht und die richtige Auswahl des Simillimums ermöglicht. In einer solchen Situation wird das Simillimum gewöhnlich mit sehr großer Sicherheit gefunden.

Unterschiedliche Ausmaße der Arzneien

Unsere Arzneien weisen ebenfalls unterschiedlich große Totalitäten auf. Das mag an Folgendem liegen:

- Die Natur der Substanz, aus der die Arznei gewonnen wird, ist so beschaffen, dass sie nur eine relative kleine Symptomentotalität hervorbringt. Ebenso wie es einfache und komplizierte Fälle gibt, gibt es auch einfache und komplizierte Arzneien. Es ist schwer zu sagen, was denn diesen Komplexitätsgrad schließlich bedingt. Bei mineralischen Arzneien mag die Stellung des Mittels oder seiner Komponenten im Periodensystem der Elemente eine Rolle spielen. Bei tierischen und pflanzlichen Arzneien bringt möglicherweise eine genauere Untersuchung jeder einzelnen Substanz Klärung. Es gibt keine allgemeine Regel, nach der man sich hier richten könnte. Es ist tatsächlich eine interessante Frage, warum Ignatia, Nux vomica oder Pulsatilla ein so viel reicheres Bild haben als beispielsweise Asparagus, Prunus spinosa oder Symphytum.
- Wir sehen und verstehen möglicherweise die Totalität nur teilweise, entweder aufgrund mangelnder Prüfung oder durch zu seltenen Gebrauch des Mittels. Die moderne Homöopathie hat dazu beigetragen und trägt immer noch dazu bei, viele sog. kleine Mittel tiefer und gründlicher zu verstehen und zu erforschen. Das liegt in der Hauptsache am heutigen Verständnis der Rolle von Emotionen und von

psychosomatischen Zusammenhängen, ebenso wie am Bestreben heutiger Homöopathen, die Materia medica auf eine umfassendere Weise zu verstehen statt sich nur auf Schlüsselsymptome zu verlassen.

Es ist beispielsweise ausreichend, zu wissen, dass der Urin von Acidum benzoicum nach Pferdeurin riecht, braun ist, dass Besserung eintritt, wenn ein Sediment ausgeschieden wird, und dass eine Beziehung zur gichtigen Gelenk- und zu Herzerkrankungen vorliegt. Es ist aber hilfreicher, außerdem zu wissen, dass diese Arznei auch Hypochondrie haben kann, getragen werden möchte und bei unangenehmen Erinnerungen verweilt. Noch eine Stufe höher zu gehen und zu verstehen, in welchen Situationen sich ein Acidum-benzoicum-Zustand entwickelt, wäre noch besser.
Es ist ein unschätzbarer Dienst an der Homöopathie, Arzneien auf diese Weise zu entwickeln. Jedes Mal, wenn man mit Erfolg ein kleines Mittel einsetzt, sollte man die Situation so gut wie möglich analysieren, um das Mittel so gut zu verstehen, wie es eben geht. Durch Vergleich solcher Analysen mit anderen geheilten Fällen wird die Arzneimittellehre vollständiger.
Unsere Beziehungen zu den Arzneien sollten so gut sein wie die zu unseren Patienten. Wir sollten uns nie zufrieden geben, die Dinge so zu nehmen, wie sie kommen, oder uns mit oberflächlichen Analysen abfinden. Unser Ziel sollte immer sein, das „größere Bild“ zu erfassen und die Totalität holistisch zu begreifen.

4.5 Charakteristische Symptome

Man kann als Homöopath nicht durchgängig erfolgreich sein, wenn man zu rigide in der Fallanalyse ist. Wenn man glaubt, jeder Fall lasse sich alleine durch Analyse der Geistes- und Gemütsproblematik bzw. der Hautsymptome lösen, wird man oft enttäuscht. In den 80er und 90er Jahren hat die Homöopathie eine großartige Renaissance erfahren, in der das psychologische Element dominierte. Das ging durchaus auf Kosten einer vernünftigen Ausgeglichenheit. In Seminaren und Artikeln werden viele gute Fälle vorgestellt, in denen dieser psychologische Ansatz vorherrscht. Begriffe wie „zentrale Wahnideen“ (central delusion), um die sich der ganze Fall dreht, sind häufig zu finden. Manche Lehrer gehen so weit, den individuellen Gesundheitszustand des Patienten aus seinem Konflikt mit Gott abzuleiten. Immer mehr raffinierte Arzneiideen werden entwickelt. Diese Art von Homöopathie ist höchst interessant und inspirierend, ein

Ansatz, der versucht, den Platz des Patienten im Universum zu verstehen, seine Symptome damit in Beziehung zu setzen und das Gesamtverständnis dann homöopathisch „auszubeuten".

Viele Fälle in der täglichen Praxis freilich eignen sich kaum dazu und erfordern eine andere Herangehensweise. Wichtig ist, in der Lage zu sein, aus der großen (oder kleinen) Menge an Informationen, die vom Patienten kommen, das herauszusuchen, was der Verschreibung wirklich nützt.

Es ist interessant, dass Hahnemann uns im *Organon*, § 153 ermahnt, die „**auffallendern, sonderlichen,** ungewöhnlichen und **eigenheitlichen** (charakteristischen) Zeichen und Symptome des Krankheitsfalles, besonders und fast einzig fest ins Auge zu fassen".

Nirgendwo ist erwähnt, dass man nur die Geistes- und Gemütssymptome verwenden sollte oder dass sie immer und grundsätzlich wichtiger seien als die körperlichen.

Die Unterscheidung zwischen dem, was wichtig ist und was nicht, kann schwer fallen. Auf welcher Ebene soll die Behandlung ansetzen? In gewisser Weise liegt die Antwort auf diese Frage auf der Hand. Gute Fallaufnahme vorausgesetzt, sollte sich die Fallanalyse „von selbst lösen". Nützliche Information in einem Fall ist das, was übrig bleibt, wenn das Unnütze verworfen worden ist.

Es gibt mehrere Aspekte einer Definition relativer Nützlichkeit von Information:

1. Man wähle die „**auffallendern, sonderlichen**, ungewöhnlichen und **eigenheitlichen**" (*Organon*, § 153) Symptome. Solche Symptome können auf der mentalen, emotionalen und physischen Ebene auftreten. Symptome können auf folgende Arten charakterisiert werden:
   a) Nach Maßgabe ihrer Beständigkeit, Regelmäßigkeit und Intensität. Erwähnt ein Patient das Symptom, er habe das Gefühl, als laufe eine Maus über seine Haut, besteht kein Zweifel, dass das ein sonderliches, ungewöhnliches und eigenheitliches Symptom ist, es wird aber ungleich bedeutender durch die Tatsache, dass es nicht nur einmal, sondern häufiger aufgetreten ist. Ebenso ist ein Juckreiz, der „manchmal" durch Wärme verschlimmert wird, weniger zuverlässig als einer, bei dem Wärme unerträglich ist.
   Außerdem muss beurteilt werden, ob das Symptom im Kontext der anderen Umstände auffallend ist. Dies gilt insbesondere für Geistessymptome. Um ein einfaches Beispiel zu nehmen: Die meisten Leute haben Angst vor Höhe, wenn sie am Rande einer Klippe stehen, aber große Angst beim Besteigen einer zwei Meter hohen Leiter wäre aus dem Rahmen fallend.

Ist das Symptom entweder Teil eines sich wiederholenden Musters oder reflektiert es ein Thema im Leben des Patienten, ist es von größter Bedeutung und Aussagekraft. „Beschwerden aus enttäuschter Liebe“ wäre für die Analyse bedeutender, wenn es ein durchgängiges Problem wäre statt nur ein einmaliges Erlebnis. Oder wenn wir vermuten, dass das Thema im Leben des Patienten „Wechselhaftigkeit“ sei oder „Fehlen von Fundamenten“, werden Symptome wie „Juckreiz, wandernd“ sehr viel wichtiger, da sie die Allgemeinproblematik symbolisieren. Das ist auch eine Möglichkeit, den Zustand eines Patienten zu erfassen, ohne „zu angestrengt“ nach einem passenden Geistes- und Gemüts- oder Allgemeinsymptom zu fahnden, das einen solchen Zustand ausdrückte, und dabei die Wahl eines falschen Mittels zu riskieren. Homöopathen mit Basiswissen in Chinesischer Medizin und der Fünf-Elemente-Lehre können die Wechselbeziehung der Symptome untereinander noch besser und sinnvoller analysieren.

b) Symptome können charakteristisch „an sich“ sein, wie z. B. ein Gefühl, als hinge die Haut lose herab (Belladonna, Kreosotum, Phosphorus, Sabadilla) oder gelbe, kreisförmige Verfärbung (Natrum carbonicum).
c) Symptome können charakteristisch sein, wenn sie für die Krankheit ungewöhnlich sind, z. B. ein Juckreiz, der in Wärme besser wird, oder ein Ausschlag, der mit Durchfall einhergeht.
d) Symptome können charakteristisch für eine kleine Anzahl Arzneien sein, z. B. Hautausschläge an unbedeckten Stellen (Thuja) oder Jucken schlimmer durch Waschen mit kaltem Wasser (Clematis).
e) Eine deutliche Ätiologie kann ein charakteristisches Symptom sein, z. B. Ekzem nach Impfung, seelischem Stress, akuter Krankheit etc.
f) Jedes Symptom mit hervorstechenden Modalitäten ist ein charakteristisches Symptom.

2. Kenntnis des *Repertoriums* verleiht der Auswahl von Symptomen noch eine andere Dimension. Wissen darum, dass eine bestimmte Rubrik entweder zu groß ist, um Nutzen zu bringen, oder zu klein, um zuverlässig zu sein, hilft dabei, Symptome zu berücksichtigen oder unberücksichtigt zu lassen, z. B. ist das Gefühl „wie sprudelnd“ sehr ungewöhnlich, aber in der Rubrik steht nur Calcarea carbonica. Also wird dieses Symptom uns wenig weiterhelfen, es sei denn als bestätigendes Symptom für Calcarea carbonica. Auf der anderen Seite kann der Patient ausgeprägte Vergesslichkeit zeigen, aber die Anzahl von 200 Arzneien in dieser Rubrik hilft uns mit einem solchen Symptom

auch nicht weiter. Es gibt eine augenfällige Beziehung zwischen Größe einer Rubrik und Gewöhnlichkeit eines Symptoms. Dazu gibt es jedoch einige wenige Ausnahmen, z. B. für die Rubriken:

GEMÜT; FRÖHLICHKEIT – 226 Mittel
GEMÜT; UNZUFRIEDEN – 183 Mittel
GEMÜT; ENTMUTIGT – 142 Mittel
GEMÜT; BOSHAFT – 96 Mittel
HAUT; ERYSIPEL – 127 Mittel

Man nehme den Fall, dass eines der hervorstechenden Symptome des Patienten seine Neigung ist, schnell entmutigt zu sein. Das ist kein gewöhnliches Symptom, aber die Rubrik wird aufgrund ihrer Größe nicht sehr weiterhelfen. Unsere Kenntnis der Materia medica kann aus einer solchen Information natürlich viel mehr machen. Wir wissen z. B., dass Baryta carbonica und Graphites viel eher dazu neigen, entmutigt zu sein, als Causticum oder Ferrum.
Auf der anderen Seite kann ein ziemlich gewöhnliches Symptom eine überraschend kleine Rubrik haben, z. B.:

GEMÜT; NEID – 31 Mittel
HAUT; JUCKREIZ; Wolle verschlimmert – 11 Mittel
ALLGEMEINES; TABAK; Verlangen, rauchen – 16 Mittel

Diese Richtlinien muten vielleicht etwas zu einfach an, aber genau durch das Anwenden solcher simpler Kriterien bei der Analysestrategie hat der Fall eine Chance, „sich von selbst“ zu lösen.
Man denke immer daran, die größtmögliche Totalität ins Auge zu fassen und dabei die kleinsten Details der Hautsymptomatik nicht aus dem Auge zu verlieren.

4.6 Abwesenheit von Geistes- und Gemütssymptomen

Hautsymptomen sollte nicht der Vorrang vor charakteristischen Geistes-, Gemüts- oder Allgemeinsymptomen gegeben werden. Die meisten Homöopathen werden sich allerdings darin einig sein, dass Ekzempatienten häufig recht wenig nützliche Geistes- und Gemütssymptome aufweisen. Hier gibt es natürlich viele Ausnahmen, und es gibt auch viele rein psychosomatische Ekzemfälle, die in klassischer Manier behandelt werden können. Verglichen aber mit allen anderen Beschwerden (mit Aus-

nahme vielleicht der Osteoarthritis) ist die Zahl der einseitigen Fälle mit wenig Geistes- und Gemütssymptomatik sehr hoch. Viele Ekzempatienten wirken relativ ausgeglichen oder zeigen zumindest keine auffällige existenzielle Symptomatik.
Dafür gibt es möglicherweise einen Grund. Ein relativ gesunder Organismus wird seine Störung auf der Oberfläche, auf der Haut also, manifestieren, so weit wie möglich von den vitalen Organen und der seelischen Ebene entfernt, wie es nur geht. Man könnte folgern, dass eine „gesunde" Person mit guter Vitalität und emotionaler Ausgeglichenheit eher zu Hautproblemen neigt als zu inneren Störungen. Nach dieser Logik ist ein Organismus, der seine Störung auf die Haut verlagern konnte, weniger anfällig für mentale oder emotionale Symptome, eben weil es ihm gelungen ist, die Störung „draußen" zu halten. Dies scheint ein einfaches Beispiel für Herings „Gesetz der Heilung" und folgt Hahnemanns „Theorie der Chronischen Krankheiten".

4.7 Eicheln und Eichen

Sehen wir uns den Krankheitsprozess in einer Analogie an. Die Analogie des keimenden Samens, der zu einer ausgewachsenen Pflanze emporwächst, beschreibt gut die Stadien der Entwicklung einer chronischen Krankheit. Sie bietet eine Hilfe bei der Präzisierung des Schichtenmodells und der Relevanz von Lokalsymptomen bei der Fallanalyse.
Wenn der Samen einer Pflanze zu keimen beginnt, ist das erste Grün, das über die Oberfläche tritt, kaum als eine bestimmte Pflanze zu erkennen. Es ist sozusagen gesichtslos. Natürlich kann schon in diesem Stadium die Gattung um so eher bestimmt werden, je größer die Erfahrung des Beobachters ist. Wenn die Pflanze dann größer wird, nimmt sie immer mehr ihre charakteristische Gestalt an. Es wird dann immer leichter, zu bestimmen, ob sie ein Baum, ein Grashalm oder, sagen wir, ein Wurzelgemüse ist. Es wird ein Zwischenstadium geben, wo die Identität der Pflanze noch unbestimmt ist. Es kann schon klar sein, dass das kein Gras wird, aber ob es eine Eiche, Ulme oder Birke wird, wird schwer sein, vorherzusehen. Das nächste Stadium ist das Reifestadium, wo auch der ungeschulte Beobachter sofort erkennt, um welche Pflanze es sich handelt. Sie hat nun einen bestimmten Charakter, eine Gestalt, Farbe usw. Die Pflanze kann weiter wachsen, bis sie das Gefäß, aus dem sie gekommen ist, mit ihren Blättern völlig verdeckt.
Homöopathisch ausgedrückt, geht der Krankheitsprozess durch die folgenden vergleichbaren Stadien:

Die frühen Stadien einer chronischen Krankheit geben wenig Charakteristisches für die Analyse her, und wir müssen uns auf mentale und allgemeine Symptome verlassen. Wir behandeln hier eher das „Gefäß" und den „Boden", das „Terrain" statt der Pflanze (der äußeren Manifestierung des Krankheitsprozesses). In diesem Stadium ist die Pflanze nicht erkennbar, und es ist nicht einmal sicher, ob sie überleben wird. Aber wie bei der Pflanze wächst die Wahrscheinlichkeit einer frühen Identifikation mit der Erfahrung und dem Wissen des Beobachters. Ein erfahrener Homöopath braucht weniger Information als ein Novize, um seine Verschreibung abzusichern.
Wenn die Krankheit sich dann entwickelt, entwickelt sich auch ihr ganz eigener Charakter. Modalitäten erscheinen. Wir können nun einige Symptome der Krankheit selber in die Analyse aufnehmen.
Hat die Krankheit erst einmal ihre gesamte Ausdrucksmöglichkeit realisiert, wird es reichlich Symptome geben. Wir finden dann Empfindungen, Orte, Ausdehnungen und Modalitäten. Eine andere Informationsquelle beginnt zu sprudeln, wenn der Patient beginnt, Erfahrung mit der Krankheit zu sammeln und immer genauere Informationen zu liefern. Die Analyse kann in diesem Stadium Elemente aller Ebenen, der geistigen, emotionalen und körperlichen, einschließen.
Die letzte Phase erscheint, wenn die Person sozusagen von der Krankheit verdeckt wird. Die Krankheitssymptome stehen ganz im Vordergrund. In solchen Fällen wird es wenige mentale oder allgemeine Symptome geben, es sei denn, sie bilden einen festen Teil des Krankheitsbildes. Das ist die Zeit der kleineren Mittel, Mittel mit begrenztem Wirkungskreis und mit relativ kleiner Anzahl charakteristischer Symptome. In Ekzemfällen werden das für gewöhnlich, aber nicht ausschließlich, körperliche Lokalsymptome sein. Das wird noch ausführlich im Materia-medica-Kapitel besprochen werden.

4.8 Schwere Fälle und die „Kleine Symptomentotalität"

Symptomenmatrices

Der Begriff „Symptomenmatrix" beschreibt eine Symptomenreihe (gewöhnlich zwei bis sechs Symptome), die präzise die „kleine Totalität" der Hautsymptome abbildet und bei der Repertorisation zu einer kleinen Gruppe von Arzneien führt.

Das Hautkapitel des *Repertoriums* ist besonders reich an nützlichen Rubriken, vermutlich reicher als an Kapiteln, die Beschwerden des Muskel-Skelett-Systems, der Atemwege oder des Verdauungstrakts abdecken. Dafür gibt es keine spezielle Erklärung, die Beobachtung gründet lediglich auf praktischer Erfahrung.

Wie bereits besprochen, werden die Hautsymptome umso wichtiger, je schwerer die Beschwerden sind und je seltener Geistes-, Gemüts- und Allgemeinsymptome auftreten. Es gibt sehr viele Ekzemsymptome, manche sind ziemlich häufig, andere eher ungewöhnlich, und die Kombination aller möglichen Symptome variiert von Individuum zu Individuum. Solche Kombinationen bilden unverwechselbare Matrices, die aufgrund einer Repertorisation zu einer Gruppe von Arzneien führen.

Hier einige Beispiele:

HAUT; HAUTAUSSCHLÄGE; Allgemein; Waschen verschlimmert
HAUT; JUCKREIZ; nachts
HAUT; JUCKREIZ; Warmwerden verschlimmert

Clematis, Mezereum, Psorinum, Sarsaparilla, Sulfur und Urtica urens gehen durch alle Rubriken. Ohne *Repertorium* und nur auf der Basis des Materia-medica-Wissens würden viele Therapeuten Sulfur verschreiben (wenn nicht mehr Informationen verfügbar sind) und möglicherweise eine besser passende Arznei übersehen.

HAUT; JUCKREIZ; nachts
HAUT; JUCKREIZ; Kratzen; kratzen, muss sich, bis es blutet
HAUT; JUCKREIZ; Warmwerden verschlimmert

Bovista, Dolichos, Ledum, Mezereum, Psorinum und Pulsatilla sind in dieser Matrix vertreten.

HAUT; JUCKREIZ; abends
HAUT; JUCKREIZ; Kratzen; kratzen, muss sich, bis es blutet
HAUT; JUCKREIZ; Warmwerden verschlimmert

Gemeinsam sind hier Alumina, Lycopodium, Mercurius, Mezereum, Pulsatilla.

Diese Beispiele zeigen deutlich, wie ein subtiler Unterschied in den Hautsymptomen die Symptomenmatrix signifikant verändert.

Zwei weitere Beispiele von Symptomenmatrices:

HAUT; HAUTAUSSCHLÄGE; Absonderung, feuchte; Kratzen, nach
HAUT; JUCKREIZ; nachts
HAUT; JUCKREIZ; Kratzen bessert
HAUT; JUCKREIZ; Entkleiden verschlimmert

In dieser Gruppe finden sich Bovista, Kreosotum, Ledum, Mercurius, Mezereum, Oleander, Sulfur.

HAUT; HAUTAUSSCHLÄGE; Absonderung, feuchte; Kratzen, nach
HAUT; HAUTAUSSCHLÄGE; Allgemein; Winter verschlimmert
HAUT; JUCKREIZ; Wolle verschlimmert

Hepar sulfuris und Sulfur sind die gemeinsamen Mittel.

Wenn starke „konstitutionelle" oder mentale bzw. allgemeine Symptome, die ein Mittel indizieren, vorliegen, sollten sie den Vorrang gegenüber Lokalsymptomen erhalten. Ebenso sollte ein Mittel nicht gegeben werden, das zwar die lokale Symptomatik perfekt abdeckt, aber im mentalen oder allgemeinen Bereich deutliche Kontraindikationen aufweist. Lokale Symptome können ergänzen, sollten aber nie auf Kosten charakteristischer mentaler und/oder allgemeiner Symptome verwendet werden.

Beispielfälle für „Kleine Totalitäten"

Es handelt sich um ein Stadium, das man häufig zu Beginn einer Behandlung antrifft, wenn die Symptome noch sehr schwerwiegend sind. Es kann auch eine spätere Phase betreffen, wenn eine Art „Gegen-Unterdrückung" einsetzt, die Lebenskraft gegen die Langzeitfolgen unterdrückender Behandlung zu reagieren beginnt und die Krankheit in ihrer wahren Gestalt sichtbar wird. Es ist eine Phase, in der die Hautsymptome absolut vorherrschend sind, die Endphase der Pflanzenanalogie. Die Pflanze ist voll entwickelt und überwuchert und verdeckt das Gefäß, aus dem sie wächst. Solche Fälle nennt Hahnemann „einseitig". Die Arznei, die in dieser Phase angezeigt ist, kann durchaus das Simillimum sein, das die Heilung vollendet, meistens aber ist sie eine Arznei unter vielen, die für die Lösung des Falles nötig sein werden. Dies ist als „Zickzackkurs" eingeführt worden.

Hahnemann beschreibt die Behandlung einseitiger Krankheiten im *Organon*, §§ 172–184. Er rät, das passende Mittel auf der Grundlage der kleinen Anzahl verfügbarer Symptome auszusuchen. Er sagt weiter, dass diese Arznei manchmal heilen wird, besonders wenn die Symptome „sehr auffallend, bestimmt, und von seltner Art oder besonders ausgezeichnet (charakteristisch)" sind (§ 178). In den meisten Fällen aber wird die Erstverschreibung auf der Basis des einseitigen Symptomenbildes neue Symptome hervorrufen, die dann zur zweiten Verschreibung führen (§ 180). Hahnemann erklärt, dass diese neuen Symptome, auch wenn sie durch die Erstverschreibung herausgebracht wurden, doch Teil der grundlegenden Krankheit seien (§ 181).
Am besten wird das durch Beispiele illustriert. Alle Fälle in diesem Buch sind in sehr verkürzter Form dargestellt, um einen bestimmten Aspekt zu demonstrieren. Viele sind aus mehreren Manuskriptseiten „destilliert".

Fall 1

Ein kleiner Junge, etwas über ein Jahr alt. Bei seinem ersten Besuch war konstitutionell nicht viel zu erfahren. Der ganze Fall war von Hautsymptomen dominiert. Das Kind litt erheblich unter dem Ekzem, kratzte ständig, rieb und war sehr aufgeregt und weinte die ganze Zeit. Keine Familienanamnese, keine miasmatischen Einflüsse nach Lage der Krankheiten in der Familienvorgeschichte. Die Symptome waren:

HAUT; SCHRUNDEN, Fissuren; tief, blutend
HAUT; HAUTAUSSCHLÄGE; Absonderung, feuchte; blutend
HAUT; HAUTAUSSCHLÄGE; stinkend
HAUT; JUCKREIZ; nachts
HAUT; JUCKREIZ; Warmwerden verschlimmert

Das Eröffnungsmittel auf dieser Basis war Mercurius solubilis. Der Junge erhielt Mercurius C6 dreimal täglich über einen Monat. Beim nächsten Besuch war die Haut weniger rissig und der Junge war insgesamt ruhiger. Weiter Mercurius C6. Einen Monat später war eine weitere leichte Besserung eingetreten, der Vater meinte aber, die Besserung habe sich deutlich verlangsamt. Also Erhöhung der Potenz auf C12 dreimal täglich. Noch einen Monat später Mercurius C30 einmal täglich.
Unseligerweise war diese Potenzerhöhung zu diesem Zeitpunkt verfrüht,

und der Junge erlebte einen ziemlichen Rückfall, es wurde aber nicht so schlimm, wie es zu Beginn gewesen war. Die Entscheidung, von der C 12 auf die C 30 zu wechseln, war im Grunde mehr der Ungeduld des Therapeuten zu verdanken als einer wirklichen Notwendigkeit auf Seiten des Patienten. Ich ging zurück zur C 12 und blieb dabei für weitere 6 Wochen. Bei der Folgeuntersuchung, jetzt etwa viereinhalb Monate nach der Erstkonsultation, hatte sich das Bild geändert. Die Hautsymptome waren weniger schwer und charakteristisch, *die Symptome der Person traten nun in den Vordergrund.*

Die Fallanalyse musste dieser Wendung folgen, wie immer, wenn mit der „kleinen" Arznei Besserung erreicht wurde. Die Symptome, die nun gewählt wurden, waren:

GEMÜT; PEDANTISCH (Dies drückte sich darin aus, dass das Kind weder schmutzige Hände noch ein schmutziges Gesicht duldete und im Gegensatz zu den meisten Kindern seines Alters nicht mit den Händen essen wollte, wegen der dadurch verursachten Unreinlichkeit. Er zupfte auch Fussel von der Kleidung des Vaters, der ihn auf dem Arm hielt.)

KOPF; SCHWEISS; Hinterkopf; Schlaf, im

ALLGEMEINES; SPEISEN und Getränke; Gewürze, Pikantes, gut gewürzte Speisen; Verlangen

HAUT; JUCKREIZ; Luft, kalte, verschlechtert

Nach der Repertorisation war das Mittel klar Sepia. Sepia folgt gut auf Mercurius, was ein wichtiger Gesichtspunkt ist. Die Phasen oder Schichten folgen nicht rein zufällig aufeinander; der Blick auf die Verwandtschaft der Arzneien untereinander ist in solchen Fällen unerlässlich. Man erhält dadurch auch Hinweise auf die Folgearznei. Sepia C 12 wurde gegeben, zweimal täglich.

Unter Sepia machte der Junge Fortschritte, aber nach einigen Wochen trat ein leichter Rückfall mit einem nicht sehr ausgeprägten juckenden Ausschlag auf. Eine Zeit lang erhielt er Sulfur, das in der Repertorisation auch sehr weit nach vorne kam, aber ohne Ergebnis. Sepia wurde wieder gegeben, und die Besserung kam voran.

Phosphorus, das gut auf Sepia folgt und komplementär dazu ist, schloss die Behandlung ab. Phosphorus ist eine konstitutionelle Arznei und war seither immer höchst hilfreich bei akuter Krankheit. Zu Beginn der Behandlung freilich war Phosphorus weder „sichtbar" noch angezeigt.

Fall 2

Ein kleines Mädchen mit Ekzem und folgenden Symptomen:

HAUT; HAUTAUSSCHLÄGE; vesikulär, Bläschenausschlag; Juckreiz
HAUT; HAUTAUSSCHLÄGE; Allgemein; Waschen verschlimmert
HAUT; JUCKREIZ; nachts
HAUT; JUCKREIZ; Warmwerden verschlimmert

Dies war ein weiteres Beispiel eines Falls mit sehr wenigen charakteristischen mentalen oder Allgemeinsymptomen. Die einzigen verwertbaren Symptome waren Hautsymptome.
Die Erstverschreibung war Sulfur, das die Situation deutlich verschlimmerte, ohne nachfolgende Besserung. Das andere Mittel in allen Rubriken war Clematis. Nach neun Monaten Gabe von Clematis war das Kind frei von Ausschlägen. Sulfur wurde gebraucht, um den Fall mit den folgenden Symptomen abzuschließen:

GESICHT; VERFÄRBUNG; Rot; umschrieben
HAUT; JUCKREIZ; Hautausschläge, ohne
HAUT; JUCKREIZ; nachts
HAUT; JUCKREIZ; Warmwerden verschlimmert

Es gab zu Beginn gewisse Zweifel über die Aussicht auf Erfolg in diesem Fall, da für die Mutter Homöopathie neu war und sie nur auf Drängen der Nachbarin gekommen war. In Situationen wie diesen hat man meistens keine Zeit für Fehler. Deshalb war das Ergebnis auch für alle so befriedigend, noch dazu mit einem „seltenen" Mittel, was die Genugtuung des Therapeuten immer steigert.

Clematis scheint eine Arznei mit einem relativ kleinen Arzneimittelbild zu sein, das die mentale und emotionale Sphäre weitgehend ausspart. Es hat ein paar interessante Geistes- und Gemütssymptome wie „Beschwerden durch Heimweh", „Furcht vor Alleinsein mit Abneigung gegen Begleitung" und „Empfindlich gegen alle äußeren Eindrücke", wird aber gewöhnlich auf der Grundlage seiner physischen Charakteristika, sei es der Hautsymptome oder der des Harntrakts (der andere Schwerpunkt der Arznei), verordnet.

Fall 3

Fall einer 26 Jahre alten Frau mit Ekzem seit der Geburt. Dies war ein absolut einseitiger Fall ohne irgendwelche Geistes- oder Gemütssymptome. Sie war ganz und gar glücklich, ausgeglichen und hatte noch nicht einmal irgendein brauchbares Allgemeinsymptom. Das Ekzem jedoch hatte folgende Charakteristika:

EXTREMITÄTEN; AUFGESPRUNGENE Haut; Risse;
Obere Gliedmaßen, Hände
HAUT; HAUTAUSSCHLÄGE; Absonderung, feuchte
HAUT; HAUTAUSSCHLÄGE; Allgemein; Körperteile, schwitzende
HAUT; HAUTAUSSCHLÄGE; vesikulär, Bläschenausschlag; klein
HAUT; HAUTAUSSCHLÄGE; Allgemein; Winter verschlimmert
HAUT; EXKORIATIONEN; Kratzen, nach
HAUT; JUCKREIZ; Kratzen bessert

Repertorisation dieser Symptome führte zu Rhus toxicodendron, das die Situation auch bereinigte. Das Simillimum hätte auf keine andere Weise gefunden werden können.

Fall 4

Der folgende Fall zeigt einige wichtige Aspekte der Ekzembehandlung. Es handelte sich um eine Frau in den Fünfzigern mit schwerem Ekzem am ganzen Körper, das lange Jahre hindurch mit Kortison behandelt worden war. Die charakteristischen Symptome waren:

HAUT; SCHRUNDEN, Fissuren; tief, blutend
HAUT; HAUTAUSSCHLÄGE; Allgemein; unterdrückt
HAUT; HAUTAUSSCHLÄGE; Allgemein; Winter verschlimmert

Von einem anderen Homöopathen hatte die Patientin eine Reihe wirkungsloser Mittel erhalten, was die Zahl der in Frage kommenden Mittel einschränkte. Sie bekam Petroleum C12 und später C30 täglich. Als die Haut besser wurde, wanderte das Ekzem nach unten, bis es auf den Unter-

schenkeln stehen blieb. Die Besserung durch Petroleum hörte hier auf. Sie rief an, um mir zu sagen, dass sie zufällig einen Hautarzt bei einer Freundin getroffen habe, der gesagt habe, sie müsse ins Krankenhaus, ihre Beine seien septisch und geschwürig.
Als zweites ergab sich folgende Symptomenmatrix. Wieder einmal gab es keine nutzbaren mentalen oder Allgemeinsymptome:

HAUT; SCHRUNDEN, Fissuren; tief, blutend
HAUT; HAUTAUSSCHLÄGE; eiternd
HAUT; ULZERA, Geschwüre; Ausscheidungen; Grün

Mercurius C12 viermal täglich half ihr schnell über diese Phase hinweg.

Einer der wichtigsten Aspekte dieser Vorgehensweise (Verschreibung für die oberflächlichste Schicht unter Gebrauch von Symptomenmatrices) ist die Notwendigkeit für den Homöopathen, sehr präzise bei der Evaluierung der Therapieantwort zu sein und auf einen Wechsel des Gravitätszentrums der Symptomatologie zu achten. Häufig erscheinen mentale und allgemeine Symptome oder werden einfach für den Patienten wichtiger, wenn die Hautsymptome schwächer werden. Ein Kind kann beispielsweise einen generellen Appetitmangel entwickeln und später ausgeprägte Vorlieben und Abneigungen. Mentale Symptome werden brauchbarer. Verdrießlichkeit und Schlaflosigkeit werden beispielsweise zu Pedanterie und Schlaflosigkeit zwischen 2 und 4 Uhr.
Bei ein paar Lesern mag jetzt die Alarmglocke klingeln. Ist das nicht ein Zeichen von Unterdrückung? Die Verlagerung von Symptomen von der physischen auf die mentale Ebene? Das ist ein wichtiger Punkt. Es gibt einen Unterschied zwischen der Entwicklung einer mentalen Pathologie und einem Verschwinden körperlicher Symptome bei gleichzeitigem Hervortreten konstitutioneller Charakteristika des Patienten. Was immer auch passiert, es sollte immer von einer Verbesserung des Allgemeinbefindens begleitet sein.
Die Entwicklung gänzlich neuer Symptome, die den Patienten wirklich einschränken, ist ein Zeichen von Unterdrückung. Z.B. Schlaflosigkeit, Appetitverlust, Reizbarkeit, Ängstlichkeit oder Müdigkeit, wenn sie nicht schon vorher bestanden, wären ein schlechtes Zeichen. Das Auftreten von Symptomen wie Pedanterie, Furcht vor Hunden oder Verlangen nach Salz sind Charakteristika von Polychresten und üblichen konstitutionellen Arzneien wie Calcarea carbonica, Phosphorus, Sulfur usw. Solche Charakteristika sind häufig verdeckt oder treten nicht in den Vordergrund, wenn

die Hautsymptome sehr heftig sind, werden aber spürbar, wenn das Ekzem besser wird und die nächste Schicht zum Vorschein kommt.
Auch dafür gibt es viele Ausnahmen; die meisten betreffen Polychreste, bei denen das Arzneimittelbild sich auf jeder Ebene des Organismus ausdrücken kann, wie stark auch die körperlichen Symptome sein mögen. Ein deutliches Beispiel ist Sulfur, das sich sehr selten nur lokal manifestiert, es wird immer auch mentale und allgemeine Symptome dabei haben. Auch eine Arznei wie Arsenicum mit ihren klassischen Gemütssymptomen wird selten allein körperliche Symptome aufweisen. Ein Zustand, in dem intensive körperliche Symptome mit ausgeprägten Modalitäten und ohne charakteristische mentale Zeichen vorliegen, zeigt also eher ein kleines Mittel an.
Es ist allerdings überraschend, wie oft ein Polychrest auf der Grundlage mentaler Symptome allein offensichtlich sein wird. Im folgenden Fall wurden körperliche Allgemein- und Lokalsymptome verwendet, um zu einer Arznei zu kommen, die normalerweise auf der Basis mentaler Symptome verschrieben wird.

Fall 5

Es handelt sich um einen kleinen Jungen mit der sehr ausgeprägten Modalität einer Verschlimmerung durch Hitze. Nicht nur das Jucken war schlimmer durch Hitze, der Junge war völlig „von der Rolle“, wenn ihm zu heiß war, er wollte angefächelt werden, was ihm immer sehr gut tat. Er strahlte Wärme ab wie ein kleiner Ofen. Das war das alles überdeckende Charakteristikum des Falls. Die Rubriken waren:

HAUT; HAUTAUSSCHLÄGE; blutend; Kratzen, nach
HAUT; JUCKREIZ; nachts
ALLGEMEINES; GEFÄCHELT werden bessert
ALLGEMEINES; HITZE; Empfindung von
ALLGEMEINES; Wärme verschlimmert

Das Mittel war Lachesis, das die Hitze ganz und gar aus dem Körper nahm. Es war, als hätte man einen Schalter umgelegt. Auch hier war das nur eine Phase der Behandlung, und er brauchte später andere Mittel. Aber nichts hätte gewirkt ohne dieses Lachesis, er hatte schließlich schon vorher andere Arzneien bekommen. Das war einigermaßen überraschend, denn es war keine ausgeprägte Eifersucht vorhanden und es gab keine mentalen Symptome. Lachesis wird doch eher selten nur nach physischen Kriterien verschrieben.

Fall 6

Ein anderes Beispiel mit ähnlichen Symptomen, das diese Idee illustrieren soll:
Es ist in einer homöopathischen Praxis immer eine Herausforderung, genügend offen zu sein für das, was nicht sofort auf der Hand liegt. Dieser Fall machte mich auf die Tatsache aufmerksam, dass ich, wenn auch aufgrund meiner Erfahrungen, zu sehr in Begriffen wie „Ekzemmittel“ oder „Kindermittel“ dachte.
Ein fünf Jahre altes Mädchen war von einem erfahrenen Homöopathen über ein Jahr lang ohne Erfolg wegen eines schweren Ekzems und Asthmas behandelt worden. Der Fall war ausgesprochen einseitig. Abgesehen davon, dass das Kind sehr liebenswürdig, zutraulich und empfindlich gegenüber Ermahnungen war, gab es keine brauchbaren mentalen Symptome in dem Fall. Das Ekzem war überall am Körper und juckte stark. Der Juckreiz war schlimmer nachts, schlimmer durch Wärme und besser durch Anfächeln. Das Kind bestand darauf, seinen Fächer überall hin mitzunehmen. Das Asthma war am Abend gleich nach Sonnenuntergang schlimmer, dies so regelmäßig wie eine Schweizer Uhr.
Zwei Jahre lang hatte das Kind Sulfur, Pulsatilla, Lachesis, Natrum muriaticum, Graphites, Sanicula, Carcinosinum, Medorrhinum, Tuberculinum, Lycopodium, Psorinum, Thuja und Calcarea carbonica erhalten, mit nur geringer und zeitweiliger Besserung der Haut und keiner Veränderung des Asthmas. Auch eine strenge Ausschlussdiät verlief ohne Ergebnis. Ich entschied, auf die beiden Rubriken zu bauen, die die durchgängigsten und zuverlässigsten Symptome des Falls repräsentierten:

ATMUNG; ASTHMATISCH; abends
ALLGEMEINES; GEFÄCHELT; Verlangen zu werden

Abgesehen von Pulsatilla und Sulfur geht noch Zincum durch beide Rubriken. Diese Arznei, über einige Monate gegeben, hatte einen beispiellosen Effekt auf Asthma und Ekzem. China officinalis vollendete schließlich die Heilung.

Es sieht recht einfach aus, wenn man den Fall so beschreiben kann. Aber zwei Jahre lang waren falsche Mittel gegeben worden, weil man zu kompliziert gedacht hatte, d. h. zu viele Symptome genommen hatte und nach Geistes- und Gemütssymptomen Ausschau gehalten hatte, wo keine waren. Simpel zu bleiben in scheinbar komplexen Situationen führt oft zu guten Resultaten.

Manchmal sind Verschreibungen, die auf Hautsymptomen gründen, unerwartet erfolgreich auf anderen Ebenen, und Erfahrungen dieser Art können uns viel lehren über die konstitutionellen Aspekte kleinerer Mittel.

Fall 7

Eine 38 Jahre alte Frau mit Ekzem und Dermographismus. Sie ist eine sehr nervöse Person, die bei der Anamnese viel weint, ohne zu wissen, warum. Über 6 Jahre hin war es schwierig gewesen, ein Mittel zu finden, das ihr wirklich gut tat, obwohl einige Fortschritte nach Sepia und Ignatia zu verzeichnen gewesen waren. Sie erhielt aufgrund der folgenden Symptome Mezereum:

KOPF; HAUTAUSSCHLÄGE; juckend
HAUT; HAUTAUSSCHLÄGE; Allgemein; Kratzen, nach
HAUT; JUCKREIZ; Hautausschläge, ohne
HAUT; JUCKREIZ; Warmwerden verschlimmert
ALLGEMEINES; Wärme verschlimmert

Dies hatte eine dramatische Wirkung, nicht nur auf die Haut, sondern auch auf ihren nervösen Zustand. Vorher hatte sie diese generelle „Sprunghaftigkeit" mit einer unbestimmten Angst, die mit nichts Bestimmtem in Verbindung zu bringen war. Es war also nicht leicht in Rubriken zu fassen. Mezereum ist eine faszinierende Arznei und hat einen tief greifenden Einfluss auf das Nervensystem (s. das Materia-medica-Kapitel, S. 139).

Viele nützliche „Ekzemmittel" werden durch intensives Hinschauen auf die Hautsymptomatik gefunden werden, wenn sehr wenige charakteristische mentale und Allgemeinsymptome vorliegen. Es ist schwierig, wenn nicht gar unmöglich auf andere Weise auf Arzneien wie Clematis, Mezereum, Oleander, Petroleum, Sarsaparilla oder Viola tricolor zu kommen.

4.9 Oberflächliche Symptome, Unterdrückung und Prüfung

Im *Organon*, § 7 spricht Hahnemann von der Unsitte, „ein **einzelnes** der mehrern Symptome durch Arzneien zu bekämpfen und wo möglich zu unterdrücken" und gibt ihr den Namen **„symptomatische Curart"**. Er sagt: „Ein einzelnes der gegenwärtigen Symptome ist so wenig die Krankheit selbst, als ein einzelner Fuß der Mensch selbst ist." Er bezieht sich hier auf die allopathische Medizin, die „Alte Schule" und den Gebrauch eines „entgegengesetzten Mittels". Es gilt aber auch für die Homöopathie, dass es nahezu unmöglich ist, auf der Basis eines einzelnen Symptoms zu verschreiben. Den Symptomenkomplex, der die äußeren Manifestierungen der Krankheit in der Analyse repräsentiert, intelligent zu nutzen, kann eine wertvolle Strategie sein, wie eben gesehen. Es handelt sich nichtsdestoweniger für Homöopathen um ein kontrovers diskutiertes Thema.

Homöopathen sind sich einig, dass die Verschreibung auf der Grundlage des Krankheitsnamens oder die Anwendung von lokalen Therapeutika bei Hauterkrankungen nicht heilen und in der Regel unterdrückend wirken. Manche erweitern dieses Konzept und behaupten, dass die Einbeziehung der oberflächlichsten (Haut-) Symptome in die Analyse zur Verschreibung eines unterdrückenden Mittels führen muss. Dieses Kapitel kann hoffentlich dazu beitragen, zu zeigen, dass Hautsymptome sehr nützlich sein können, nicht nur als Teil einer Symptomentotalität, sondern weil sie häufig in sehr verfahrenen Situationen den Schlüssel zum Fall enthalten. Sie sind oft alles, was wir haben, um damit zu arbeiten. Sie können zu dramatischen Fortschritten entlang des Hering'schen Gesetzes statt zu Unterdrückung führen.

Für alle Homöopathen ist das Verschreiben eine ziemlich schwierige Kunst, und jederzeit ist man mit unklaren Differenzierungen zwischen möglichen Mitteln konfrontiert. Was auch immer wir für Methoden benutzen, falsche Verschreibungen sind häufig. Für den Anfänger ist es wichtig (und tröstlich) zu wissen, dass auch der erfahrenste Homöopath nicht davor gefeit ist. Lehrsituationen lassen oft den Eindruck zurück, dass Experten nie irren, was für Anfänger ziemlich frustrierend sein kann. Auch Therapeuten können allen Mut verlieren, wenn sie keine durchgängig guten Ergebnisse erzielen können.

Die Verschreibung unangemessener Mittel kann mit den hier propagierten Methoden ebenso leicht erfolgen wie mit jeder anderen Technik. Die Frage ist, was passiert, wenn wir das falsche Mittel wählen, insbesondere wenn es hauptsächlich oder gänzlich nach den Hautsymptomen ausgesucht wurde?

Es scheint darauf zwei Antworten zu geben und eine riesige graue Fläche zwischen diesen beiden. Die übliche Antwort basiert hauptsächlich auf überkommenen Prinzipien und Glaubenssätzen:

1. Das Ergebnis ist entweder Unterdrückung oder ein „missglückter Fall".
   Nach Tausenden von Behandlungen suche ich immer noch nach Beweisen für Unterdrückung und missglückte Fälle als Ergebnis homöopathischer Behandlung. Wenn Sie irgendein beliebiges Regelsystem nur strikt genug anwenden, werden Sie wahrscheinlich Beobachtungen oder klinische Erfahrung so interpretieren, dass dieses System bestätigt wird. Die ganze Frage der Glaubenssätze und welche Rolle sie bei dem, was wir tun, spielen, ist recht komplex. Sie könnte vielleicht ein Licht werfen auf die Frage, warum manche Konzepte für Homöopathen einen so großen „Wirklichkeitsgrad" haben, während sie für Allopathen schlicht unsichtbar zu sein scheinen (z. B. Hering'sches Gesetz oder die Vakzinose), warum die Patienten bei manchen Homöopathen zu schweren Erstverschlimmerungen neigen, Patienten anderer Kollegen aber nicht, und warum organisierte Prüfungen mehr Symptome erzeugen als die Gabe unkorrekt gewählter Mittel. Ganz allgemein sind Homöopathen genauso wenig bereit, über die Rolle, die Glaubensstrukturen bei ihrer Arbeit spielen, zu diskutieren, wie jede andere Berufsgruppe.

   Die andere Antwort, die die Erfahrung des Autors widerspiegelt (und fraglos enorm von seinen Glaubenssätzen beeinflusst ist!), ist die folgende:

2. Es gibt mehrere mögliche Resultate, abhängig von der relativen Ähnlichkeit des Mittels und seiner Dosis.
   a) Völlig unangebrachte Mittel, die gar keinen Bezug zur Pathologie haben, haben keine Folgen, auch wenn der Patient sie über lange Zeit hin einnimmt. Das sieht man oft bei Patienten, die sich lange mit Rhus toxicodendron bei Rheumatismus oder Graphites bei Ekzem selbst behandelt haben, bevor sie in die Praxis kommen.
   b) Eine Prüfung findet statt. Damit das zustande kommt, müssen eine gewisse Ähnlichkeit und Sensibilität vorhanden sein. Ein Insistieren auf einer unähnlichen Arznei sollte allerdings auch vermieden werden. Hahnemann sagt im *Organon*, § 283:

      „Um nun ganz naturgemäß zu verfahren, wird der wahre Heilkünstler seine, für alle Rücksichten bestens gewählte, homöopathische Arznei, auch schon deßhalb nur in so kleiner Gabe verordnen, damit, wenn ihn ja einmal menschliche Schwäche verleitet hätte, eine unpassendere Arznei anzuwenden, der Nachtheil von ihrer, der Krankheit unangemessenen Beschaffenheit nur so gering seyn könne, daß er durch die eigne Kraft des Lebens und durch alsbaldige Entgegensetzung (§ 249.) des nun, nach Wirkungs-Aehnlichkeit passender gewählten Heilmittels (ebenfalls in kleinster Gabe) schnell wieder ausgelöscht und gut gemacht werden könne."

Das wird in der Praxis immer wieder bestätigt. Die Wirkung einer falschen Arznei dauert selten an, wenn sie nicht im Übermaß verschrieben worden ist und wenn ihr die Verschreibung eines korrekten Mittels folgt. Der Gebrauch niedriger Verdünnungen macht solche Situationen besser steuerbar. Das wird noch im Kapitel über Fallbearbeitung diskutiert werden.

c) Wir wählen ein relativ ähnliches Mittel, das nicht das Simillimum ist, oder nicht ähnlich genug, um einen Heilungsprozess in Gang zu setzen. Manchmal verändert ein relativ ähnliches Mittel das Symptomenbild auf eine nicht kurative Weise. Wir sehen dann eine laterale Verschiebung der Symptome ohne Besserung oder eine kurzlebige Besserung, die mit derselben Arznei nicht wiederholbar ist. Der Begriff „laterale Verschiebung" bedeutet eine Wandlung des Symptomenbildes oder ein Verschieben der Intensität innerhalb des bestehenden Symptomenbildes, ohne eigentliche Besserung der lokalen wie der allgemeinen Symptome.

Völlige Unterdrückung, so wie man sie in der allopathischen Medizin sieht, ist so selten in der homöopathischen Praxis, dass man schwer etwas darüber sagen kann.
Es gibt Fälle, die als homöopathische Unterdrückungen vorgestelllt wurden, die man aber auch anders interpretieren könnte, z. B. mit einem natürlichen Krankheitsverlauf oder einer Situation, die trotz statt wegen der Behandlung auftritt.

4.10 Leichte bis mittelschwere Ekzemfälle

Zu dieser Art von Fällen muss man eigentlich wenig sagen, da sie meist auf die übliche Art therapiert werden, also basierend auf einer Zusammenschau von mentalen, allgemeinen und lokalen Symptomen. Hier nun fünf (gekürzte) Beispiele:

Fall 8

Das Kind liebte extra starke Pfefferminzbonbons. Es war zwar erst drei Jahre alt, aß sie aber ständig. Es war sehr heikel, besonders im Hinblick auf Dreck und Unordnung und zupfte ständig dem Vater irgendwelche Fussel von der Jacke. Die Rubriken waren:

GEMÜT; PEDANTISCH
HAUT; HAUTAUSSCHLÄGE; trocken; bluten nach Kratzen
ALLGEMEINES; SPEISEN und Getränke; Gewürze, Pikantes, gut gewürzte Speisen; Verlangen

Nur ein Mittel findet sich in allen Rubriken: Arsenicum album.

Fall 9

Ein 12 Jahre alter Junge mit Ekzemen auf den Füßen wird zu mir gebracht. Er scheint ein recht sanfter Junge zu sein, der die Schularbeit sehr ernst nimmt. Nie muss man ihm sagen, dass er seine Hausaufgaben machen soll, und er macht alles, so gut er nur kann. Er ist geschickt und genau in allem, was er macht. Seine Mutter sagt, er mache sich über vieles Sorgen, nicht über wirklich ernsthafte Dinge, sein Leben zu Hause sei eher glücklich und sorglos, sondern über kleine alltägliche Dinge, und das auf unverhältnismäßige Weise. Er ist ungeduldig, mag es nicht, zu warten, und kann sehr schlecht Entscheidungen fällen, wahrscheinlich weil er immer alles richtig machen möchte. Er ist frostig. Keine wirklich ausgeprägten Nahrungsmittelverlangen oder -abneigungen. Sein Ausschlag juckt nachts wesentlich stärker. Die Analyse ergab:

GEMÜT; ANGST; Kleinigkeiten, um
GEMÜT; GEWISSENHAFT in Bezug auf Kleinigkeiten
GEMÜT; UNGEDULD
GEMÜT; UNENTSCHLOSSEN, unschlüssig
HAUT; JUCKREIZ; nachts
ALLGEMEINES; HITZE; Lebenswärme, Mangel an

Vier Mittel gehen durch diese Rubriken: Graphites, Thuja, Baryta carbonica und Silicea. Hier braucht man Materia-medica-Wissen, um zwischen diesen Mitteln zu differenzieren. Auch dann ist es nicht selten ein Glücksspiel und erfordert ein ausschließendes Vorgehen. In diesem Fall war

Graphites die kurative Arznei. Es war ein seltener und sehr befriedigender Fall, denn das Mittel wirkte schnell und dauerhaft, und es war keine andere Verschreibung nötig. Es wurde in der C12 dreimal täglich über 5 Wochen verschrieben.

Fall 10

Eine 32 Jahre alte Frau mit Ekzem auf den Händen, Handgelenken und Brustwarzen. Die Haut war rissig, mit gelegentlich sehr tiefen Einrissen, die fast wie Schnitte wirkten. Die Brustwarzen waren ebenfalls rissig. Sie beschrieb sich als eine eher verschlossene Person. Sie meinte, sie rede im Gegensatz zu ihren Freundinnen nicht über Persönliches mit anderen, auch Leuten, die sie gut kenne. Das einzig andere, was sie noch über sich erzählte, war, dass sie nicht jeden Unsinn anderer Leute mitmache. Sie drückte es noch wesentlich drastischer aus. Das war so ziemlich alles, was über sie zu erfahren war; ihre Verschlossenheit kam in der Anamnese deutlich heraus. Einmal nannte sie einen Ex-Freund einen „verdammten Idioten“, aber das war schon das Äußerste, was sie über ihr persönliches Leben preisgab.
Wenig also, um fündig zu werden. Folgende Symptome wurden genommen:

GEMÜT; SCHROFF, kurz angebunden
GEMÜT; RESERVIERT
HAUT; SCHRUNDEN, Fissuren; tief, blutend

Die Arznei war Nitri acidum, das sehr gut wirkte. Lycopodium, Natrum muriaticum und Petroleum waren vorher ohne Erfolg gegeben worden.

Viele Ekzeme entwickeln sich über mehrere Mittel, der sog. Zickzackkurs zur Heilung. In manchen Fällen liegt das daran, dass der Therapeut das richtige Mittel nicht findet. In anderen Fällen liegt es meiner Meinung nach daran, dass es nicht einfach nur ein Simillimum gibt. Die Ein-Mittel-Fälle sind relativ selten und meistens auch keine sehr ernsten Fälle.

Fall 11

Ein zwei Jahre altes Mädchen ohne charakteristische Hautmodalitäten oder -symptome wurde von einem Ekzem auf der Basis folgender Symptome geheilt:

GEMÜT; FURCHT; allgemein; Geräusche, Lärm, durch
EXTREMITÄTEN; GEHEN, lernt spät
HAUT; HAUTAUSSCHLÄGE; Ekzeme
ALLGEMEINES; SPEISEN und Getränke; Milch; Verlangen

Das Mittel war Borax, das nur zweimal in der C30 über einen Zeitraum von drei Monaten wiederholt zu werden brauchte.

Fall 12

Ein vier Jahre altes Mädchen mit Ekzemen in den Ellenbeugen, an den Händen, Handgelenken und in den Kniebeugen. Keine anderen Modalitäten als eine Verschlimmerung des Juckreizes nachts. Sie war ein sehr anhängliches Kind. Gerade hatte für sie die Schule begonnen, was für sie ein überwältigendes Ereignis war. Sie war schüchtern und wurde in Gesellschaft vieler Leute recht nervös. Sie war aber fähig, für sich selbst zu sprechen, und gab auch Widerworte in Streitereien. Sie hatte einen guten Appetit, liebte besonders Süßes, mehr als ihr Bruder. Der Fall wurde folgendermaßen repertorisiert:

GEMÜT; SCHÜCHTERNHEIT, Furchtsamkeit
EXTREMITÄTEN; HAUTAUSSCHLÄGE; Gelenke; um die Beugen
HAUT; JUCKREIZ; nachts
ALLGEMEINES; SPEISEN und Getränke; Süßigkeiten; Verlangen

Die Arznei war Petroleum, das in der C200 schnell und gut wirkte.

4.11 Ganz sicher möglicherweise

Der häufige Gebrauch von Wörtern wie *üblicherweise, manchmal, häufig, könnte usw.* ist möglicherweise schon aufgefallen. Das liegt einfach daran, dass es sehr wenige Regeln in der Homöopathie gibt. Im Zentrum unserer Disziplin stehen die Prinzipien der Homöopathie, die für Homöopathen wie Naturgesetze unwandelbar sind, vor allem das Simile-Prinzip und das Hering'sche Gesetz. Wir sollten vielleicht noch ein zusätzliches Gesetz formulieren, das Individualitätsgesetz. Es könnte ungefähr besagen, dass

jedes Individuum auf seine persönliche Umgebung reagiert und jeder Krankheitsprozess sich in einzigartiger Weise ausdrückt.
Damit erkennen wir an, dass es in jedem Symptomenkomplex, mit dem wir es zu tun haben, eine Hierarchie gibt: Je charakteristischer ein Symptom ist, desto wichtiger ist es. Wir sehen auch, dass die individuellen Symptome jeder Arznei unterschiedliche Grade an Einzigartigkeit haben. Zum einen hat also jeder Ekzempatient einen Ausschlag (nicht einzigartig), aber sehr wenige haben einen Ausschlag, der nur in frischer Luft juckt (ziemlich einzigartig). In manchen Fällen drückt die Lebenskraft ihr gestörtes Gleichgewicht in Träumen aus, in Ängsten oder Wahnideen, in anderen Fällen in körperlichen Symptomen und Modalitäten. Manche Patienten reagieren gut auf Hochpotenzen, andere nicht. Manche Fälle haben Erstverschlimmerung, andere nicht. Wir können ein gewisses Verständnis der grundlegenden Prinzipien erwerben, die das eine oder andere Geschehen mehr oder weniger wahrscheinlich machen, aber es bleibt immer ein Spielraum für Fehler. Wir müssen darauf gefasst sein, etwas Unvorhergesehenes zu erleben und vor allem flexibel bleiben.
Auch heißt das Simile-Prinzip, daran soll hier erinnert werden, Simile-Prinzip und nicht Gleichheitsprinzip. Es gibt auch Grade der Ähnlichkeit. Das *Prinzip* des Ähnlichen ist das natürliche Gesetz, dem wir folgen sollten. Bei der Anzahl der möglichen verfügbaren Mittel und der Vielzahl der Symptomenkombinationen bei einzelnen Patienten sind die Chancen, in jedem Fall das Simillimum zu finden, ziemlich gering. Es ist freilich absolut sinnvoll, so zu tun, als gebe es in jedem Fall ein Simillimum.

4.12 Unterdrückung oder Entfaltung?

Aufgrund unseres Wissens um die schädlichen Auswirkungen unterdrückender Behandlung in der Schulmedizin und wegen der oben erwähnten Mythen über den Einsatz von Lokalsymptomen in der Homöopathie und deren möglicher unterdrückender Wirkung, findet man unter Homöopathen einige Furcht vor Unterdrückung. Wenn auch keiner von uns die Unerwünschtheit von Unterdrückung in Abrede stellen wollte, die Furcht davor kann auch zu Verwirrung führen.
Das Beispiel, dass Verdrießlichkeit und Schlaflosigkeit in Pedanterie und Schlaflosigkeit zwischen 2 und 4 Uhr morgens übergehen können, mag bei einigen Leuten ein „Aha-Erlebnis“ auslösen. Wenn die Richtung der Heilung stimmt, sollte die neue Schicht, die zum Vorschein kommt, weniger einschränkend sein als die vorangegangene, die sich jetzt gebessert hat. Sie sollte die Lebensqualität des Patienten weniger beeinträchtigen und

weniger die Lebensfunktionen und die lebenswichtigen Organe einschränken. Es wäre besser, die „Symptome der Person", die im Laufe des Heilungsprozesses zum Vorschein kommen, als „Charakteristika" zu bezeichnen.
Wenn ein Ausschlag verschwindet und der Patient nächtliche Ängste, Appetitlosigkeit und Schwindel entwickelt, verläuft die Richtung des Heilungsverlaufs offensichtlich falsch. Allerdings habe ich eine solche Folge homöopathischer Behandlung noch nicht gesehen.
In sehr komplexen Fällen kann sich die Entfaltung des Heilungsprozesses auch kompliziert gestalten. Die Lebenskraft mit einem homöopathischen Mittel das erste Mal zu stimulieren, kommt gelegentlich dem Öffnen der Büchse der Pandora gleich. Bei multimiasmatischen und allopathisch vorbehandelten Patienten kann das großen Mut auf Seiten des Patienten wie des Therapeuten erfordern.
Hier das Beispiel eines Falls, der als Unterdrückung hätte interpretiert werden können, sich schließlich aber als Erfolg herausstellte. Es war ein sehr komplexer Fall, er wird hier so knapp wie möglich dargestellt.

Fall 13

Dieses zweijährige Kind hatte ein sehr schweres Ekzem. Bei der Erstanamnese wälzte es sich die ganze Zeit auf dem Boden und schrie, so schlecht ging es ihm. Der Ausschlag war rissig, blutend, eiternd und hielt es nachts wach. Es wurde über zwei Jahren behandelt und durchlief Mercurius-, Sulfur-, Alumina- und Arsenicum-Stadien mit stetiger Besserung. Nach etwa zwei Jahren war es nahezu ekzemfrei, entwickelte aber plötzlich periodische Asthmaattacken.
Bei jedem Homöopathen würden da die Alarmglocken schrillen, so auch bei mir. Als ich jedoch noch einmal den Gesamtverlauf über die ganzen zwei Jahre betrachtete, war nicht nur die stetige Besserung auffällig, sondern auch dass sich das Kind in jeder Hinsicht gut entwickelte. Es aß besser, der Schlaf war normal, emotional und mental war es ausgeglichen und seine Abwehrlage bei Schnupfen oder anderen akuten Beschwerden war gut. Ich konnte keinen anderen Hinweis für Unterdrückung entdecken und entschied, das Asthma als eine neue Schicht zu behandeln, die nun an die Oberfläche kam, um behandelt zu werden. Nach sechs Monaten Behandlung mit Phosphorus und Belladonna verbesserte sich sein allgemeiner Gesundheitszustand so, dass auch die Asthmasymptome verschwanden. Eltern und Kind sind seither mit mir in Kontakt geblieben, und es ist eins der gesündesten, ausgeglichensten Kinder in seiner Klasse, wird selten akut krank und gegebenenfalls gut damit fertig. Ekzem und Asthma existieren nur noch in der Erinnerung.

4.13 Kleine Patienten und kleine Totalitäten

Beobachtung ist immer entscheidend beim Versuch, den Fall eines Kleinkindes zu durchleuchten, das gilt auch für Ekzemfälle. Meistens hat man nicht mehr als das Ekzem und einige Beobachtungen der Eltern. In solchen Situationen sind Symptomenmatrices (wie schon auf S. 64 f. diskutiert) unersetzlich. Die folgenden drei Fälle sind Beispiele für typische „kleine Totalitäten in kleinen Patienten":

Fall 14

Ein kleiner Junge mit schwerem Ekzem am ganzen Körper. Der Ausschlag bestand aus dicken gelben Krusten, die eine gelbe Absonderung von sich gaben und nach Reiben bluteten: Das Kind rieb die Beine aneinander, offenbar, um den Juckreiz zu lindern. Der Ausschlag wurde durch Kontakt mit Wasser schlimmer, und dem Kind ging es offensichtlich bei kalter Witterung schlechter und bei warmer besser.
Es ergab sich folgende Analyse:

HAUT; HAUTAUSSCHLÄGE; krustig; Gelb
HAUT; HAUTAUSSCHLÄGE; Absonderung, feuchte; Gelb
HAUT; HAUTAUSSCHLÄGE; Allgemein; Waschen verschlimmert
HAUT; JUCKREIZ; Luft; kalte, verschlimmert
HAUT; JUCKREIZ; blutend; Kratzen, nach
HAUT; JUCKREIZ; Wärme bessert

Das einzige Mittel in allen Rubriken war Dulcamara, das in der C30 den Fall schnell klärte.

Fall 15

Ein $1\,{}^1/_2$ Jahre alter Junge mit Ekzem am ganzen Körper. Das Ekzem trat zwei Wochen nach der Mumps-Masern-Röteln-Impfung auf. Das Jucken war nachts schlimmer und tagsüber dort, wo es unbedeckt blieb. Sobald man ihn auszog, fing er zu kratzen an. Die Symptome wurden während der Zahnung schlimmer. Er war ein liebenswertes, einigermaßen zufriedenes, aber lebhaftes Kind.

HAUT; JUCKREIZ; Entkleiden verschlimmert
HAUT; JUCKREIZ; Warmwerden verschlimmert
SCHLAF; SCHLAFLOSIGKEIT; allgemein; Juckreiz verschlimmert
ALLGEMEINES; Impfung, nach

Die Arzneien, die durch diese Rubriken gehen, sind Mercurius, Psorinum und Sulfur. Da das Kind keine Allgemein- oder Verhaltenssymptome von Mercurius oder Sulfur hatte und wegen einer psorischen Familienvorgeschichte erhielt es Psorinum C200 zweimal in drei Monaten. Das Ekzem verschwand.

Fall 16

Ein zwei Jahre altes Kind mit Ekzem in den Knie- und Ellenbeugen und unter den Achseln. Die schlimmste Zeit für den Juckreiz ist im Bett beim Aufwachen morgens. Der Ausschlag sah gar nicht mal so schlimm aus, bis das Kind anfing zu kratzen. Danach wurde er fürchterlich. Ein Fingernagel und zwei Zehennägel waren abgelöst. Das Kind trank leidenschaftlich gern Milch. Es war ein eher unruhiges Kind ohne ausgeprägte mentale oder Allgemeinsymptome. Die Rubriken waren:

EXTREMITÄTEN; HAUTAUSSCHLÄGE; Gelenke, um die Beugen
EXTREMITÄTEN; NÄGEL; Beschwerden der; Abblättern
HAUT; HAUTAUSSCHLÄGE; Allgemein; Kratzen, nach
HAUT; JUCKREIZ; morgens; Bett, im
ALLGEMEINES; SPEISEN und Getränke; Milch; Verlangen

Die Arznei war Rhus toxicodendron, das in der C30 und später in der C200 das Ekzem vollständig zum Verschwinden brachte.

4.14 Eine Warnung: Man suche nach der größtmöglichen Totalität!

Trotz allem, was bis jetzt zum Lobe der kleinen Totalität gesagt worden ist, sollten wir uns nie mit der Perspektive einer Ameise zufrieden geben, wenn wir die eines Adlers haben können. Wir müssen uns davor in Acht nehmen, zu sehr auf die Haut und zu wenig auf die Person zu schauen. Das kann als Folge einer eher nachlässigen Fallaufnahme und mangelnder

Einsicht in den Fall seitens des Therapeuten geschehen. Manche Patienten mögen auch ihren Teil daran haben, indem sie nämlich den Schwerpunkt ihrer Pathologie absichtlich verschieben. Sie mögen vielleicht einfach nicht über ihre Gefühle oder ihr persönliches Leben sprechen oder haben gar nicht den Grad an Selbstreflexion, der dazu nötig ist. Es kann auch sein, dass man sie nicht genügend auf die Bedeutung dieser Ebenen für die Lösung des Falls hingewiesen hat, und sie meinen nun, nur die körperlichen Symptome seien interessant. Das ist durchaus nicht selten bei Leuten, die in der Homöopathie neu sind.

Fall 17

Eine 26 Jahre alte Frau mit Ekzem im Gesicht. Die Haut war rissig, sie wurde durch Nässe schlimmer. Der Ausschlag juckte sehr stark, besonders nachts. Sie berichtete relativ schroff von ihren Symptomen, als sei sie über die Fragen pikiert. Immer wieder betonte sie, wie gesund und normal sie in jeder anderen Beziehung sei. Sie sagte, sie sei immer lässig und locker. Sie habe ihr normales Ich seit einer Geburt vor zwei Jahren nicht wieder gefunden.

Sie erhielt Lycopodium, Mezereum, Sepia und Tuberculinum ohne Ergebnis. Eins der Dinge, die sie immer erzählte, war, wie gut es ihr nach heftiger sportlicher Betätigung gehe. Das war hauptsächlich der Grund für Sepia gewesen. Dies zusammen mit ihrer verschlossenen, schroffen Art führte dann zur Auswahl von Ignatia, auch wenn das nicht gerade als „Ekzemmittel" gilt. Nach sechs Wochen ging es der Haut deutlich besser. Sie erzählte: „Da ist etwas, was ich Ihnen schon lange hätte erzählen sollen. Ich hatte einen Abbruch vor sieben Jahren und ich meine jetzt, dass das eigentlich der Grund meiner Probleme ist. Ich hatte die ganze Zeit intensive Schuldgefühle, konnte aber nie darüber sprechen." Es gab ein sehr starkes Element von Schuld und verborgenem Kummer in dem Fall, das übersehen worden war. Über die nächsten Monate konnte die Patientin damit deutlich besser umgehen, zur gleichen Zeit besserte sich auch die Haut.

Ignatia wurde gebraucht, um den Fall anzustoßen. Es öffnete ihn in einer Weise, zu der nur das Simillimum fähig ist, indem es nämlich die wahre Natur des Problems enthüllte, das dann einer Lösung zugänglich war. Die Kernsymptome waren Kummer und Schuld. In den Konsultationen war es ihr immer gelungen, ob bewusst oder unbewusst, die Aufmerksamkeit von diesen Dingen weg und hin zu den körperlichen Symptomen zu lenken. Dieser Fall demonstriert also auch Schwächen in der Fallaufnahme.

4.15 Symptome als Symbole, Krankheit als Metapher

Sieht man die Dinge von einer höheren Warte, so nimmt man oft ein Muster in der Symptomatologie wahr und demzufolge auch eine Ursache. Mit „Ursache" meinen wir nicht den Namen des infektiösen Agens, oder welches spezifische Allergen in die Sache verwickelt ist, sondern die symbolische Bedeutung der Symptome, und wie sie im Gesamtkontext, den Lebensumständen des Patienten und seiner Konstitution, Sinn ergeben. Dies wird am besten anhand einiger Beispiele deutlich.

- Der Patient, dessen Eltern in diplomatischen Diensten standen. Sie lebten nie lange an einem Ort, und während der Schulzeit wurde er ständig entwurzelt und musste sich an neue Lebensumstände anpassen. Als Erwachsener war er ständig unzufrieden, immer frustriert von dem Gefühl, „das Gras auf der anderen Seite des Zauns" sei grüner. Es besteht eine Familienanamnese mit Tuberkulose. Diese kurze Beschreibung legt sofort Tuberculinum nahe. Die zwei Hauptmerkmale des Ekzems waren:

HAUT; JUCKREIZ; Kratzen, ändert den Ort beim
HAUT; JUCKREIZ; wandert, schweift umher

Man sieht, wie die Hautsymptome den Patienten selbst spiegeln und im Gegenzug auch die Arznei.

- Die Ignatia-Patientin, die auf die Frage, welche Speisen sie möge, antwortet: „Das wechselt." Eine Spiegelung der Wechselhaftigkeit der Ignatia-Symptome. Ignatia-Patienten gebrauchen häufig Ausdrücke wie „rauf und runter" oder „mal oben, mal unten", wenn man sie fragt, wie es ihnen gehe.
- Die Belladonna-Patientin, die ihr Ekzem so beschrieb: „Trifft mich jeden Sommer. Ich kämpfe mit Kortison dagegen, aber die Attacken sind jedes Jahr heftiger." Der Ausschlag war „böse" und hellrot und entzündet. Die Sprache legt die Vorstellung nahe, die Patientin befinde sich im Krieg, und die Rubriken zur Lösung des Falles waren die folgenden:

GEMÜT; WAHNIDEEN, Einbildung; Krieg zu sein, im
GEMÜT; REDEN, redet; Kämpfen, von
HAUT; HAUTAUSSCHLÄGE; Exanthem; Scharlach
HAUT; ENTZÜNDUNG
ALLGEMEINES; JAHRESZEITEN; Sommer, verschlechtert

- Die Natrum-muriaticum-Patientin, die ihrem Arbeitgeber nicht „ins Gesicht sehen“ konnte, nachdem sie bei der Arbeit eine Rüge bekommen hatte. Sie entwickelte ein Ekzem im gesamten Gesicht, das sie daran hinderte, zur Arbeit zu gehen, da das Aussehen dort eine besondere Rolle spielte. Die Arznei beseitigte das Ekzem und löste die emotionale Störung.
- Die Patientin mit chronischem Katarrh und Ekzem, das nur auf unbedeckten Stellen erscheint. Sie hat Schwierigkeiten, Zugang zu ihren Gefühlen zu finden oder über sie zu sprechen. Als Kind hatte sie gesehen, wie man eine Leiche aus einem See zog. Die Arzneien waren Staphysagria und Thuja. Das Thema des Falles war „das, was verborgen, versteckt und unterdrückt“ ist, bei beiden Arzneien, die ihr halfen, eine vorherrschende Thematik.
- Die Sepia-Patientin, die immer von dem großen Druck in ihrem Leben sprach. Sie litt an schrecklichem Kopfweh, mit Schmerzen, als sei der Kopf in einem Schraubstock eingeschlossen, und an Ekzemen an Stellen, wo enge Kleidung auf der Haut rieb. Ihr Ehemann war ziemlich unreif, und sie sprach oft von ihm als von ihrem dritten Kind.

Diese Art, die Dinge zu sehen, bedingt natürlich einige Interpretation seitens des Therapeuten, die ihrerseits wieder ein problematischer Filter für Informationen sein kann. Interpretation kann zu Selbsttäuschung führen, sollte also nicht, wie bei allen anderen Methoden auch, dem Fall aufgezwungen werden. In allem einen Sinn zu sehen, kann in die Irre führen. So wie ein falsches Medium immer jemanden findet, der all seine erfundenen Angaben bestätigt, finden wir auch immer eine Möglichkeit, Symptome unseren Metaphern hinterher zu biegen, wenn es denn sein muss. Ich erinnere mich, die Worte eines buddhistischen Lamas gelesen zu haben, der sagte: „Alles hat einen Sinn, aber man findet ihn auf eigene Gefahr.“

4.16 Negative Eliminierung von Mitteln

Manche Arzneien haben so ausgeprägte Modalitäten, dass ihr Nichtvorhandensein deutlich gegen das Mittel spricht, auch wenn es anderweitig indiziert scheint. Einige Beispiele:

- Rhus toxicodendron wird vermutet, aber keine Besserung des Juckreizes durch Wärme.
- Sulfur wird vermutet, aber der Juckreiz wird durch Wärme nicht verschlimmert.

- Mercurius wird vermutet, aber das Jucken ist nachts nicht schlimmer.
- Alumina oder Petroleum werden vermutet, aber der Ausschlag ist im Winter nicht schlimmer.

Manche Symptome sind einfach normal bei Ekzem, und ihre Abwesenheit kann zu Mitteln führen, die in der betreffenden Rubrik nicht aufgelistet sind. Es ist z. B. ziemlich üblich, dass Ekzeme nachts schlimmer sind. Die meisten bekannten Ekzemmittel und Polychreste sind in dieser Rubrik enthalten. Haben Sie einen Fall, bei dem der Juckreiz definitiv nachts nicht schlimmer wird, kann es sich lohnen, die Arzneien herabzustufen, die in der „Juckreiz; schlimmer, nachts"-Rubrik enthalten sind, und Arzneien wie Arsenicum album, Calcarea carbonica und Rhus toxicodendron aufzuwerten, die nicht in der Rubrik sind, aber anderweitig angezeigt sein mögen.

5 Gründe für Therapieversagen

5.1 Patientenaufklärung

Der Zeitfaktor – Ungeduldige Patienten

Wichtig ist, dass von Beginn an klar ist, welche Frist man sich setzen möchte, um

1. genügend Besserung zu erreichen, um dem Patienten Vertrauen zu geben,
2. eine Heilung oder eine dem Patienten als ausreichend erscheinende Besserung herbeizuführen.

Wenn die homöopathische Anamnese nach allen Regeln der Kunst durchgeführt worden war, ist der Hauptgrund für Therapieversagen in Ekzemfällen, dass der Patient die Behandlung vorzeitig abbricht. Natürlich kann so ein Satz leicht als Entschuldigung für Misserfolg missbraucht werden, und wir alle haben Patienten, die ohne Besserung durchgehalten haben. Bei Ekzemen sind schnelle Frustration und schließlich Abbrechen der Behandlung nicht selten. Man vergisst leicht, dass viele Patienten Erwartungen haben, die von der Schulmedizin geprägt sind. Die konventionelle Dermatologie hat die Anwendung schnell wirkender Suppressiva perfektioniert, und die meisten Ekzempatienten haben nur diesen Ansatz als Maßstab. Sie erwarten, ihre Symptome über Nacht verschwinden zu sehen. Sie wollen bei Ihrer Behandlung die gleiche Wirkung wie bei der Anwendung von Hydrokortison sehen. Deshalb ist es so wichtig, den Patienten darauf vorzubereiten, dass Heilung nicht über Nacht erfolgen wird.

Es ist selten, lang dauernde Ekzeme bei Erwachsenen in weniger als einem Jahr gründlich und anhaltend bessern zu können. Es ist ratsam, den Patienten zu warnen, dass in einem chronischen Fall ein bis zwei Jahre vonnöten sein werden, um sichtbare Resultate zu sehen, auch wenn akutere Probleme u. U. schneller gelöst werden können. Kleinkinder brauchen wenigstens sechs Monate Behandlungszeit. Das heißt nicht, dass es immer so lange dauert, bis Besserung eintritt – Symptome können sehr schnell verschwinden –, aber eine nachhaltige Besserung zu erzielen, braucht Zeit.

Wenn man darüber von Anfang an Klarheit schafft, kann der Patient entscheiden, ob er sich darauf einlassen will oder nicht. Wenn auch Stehver-

mögen keinen Erfolg garantiert, ist es häufig unerlässlich, um in einer Ekzemsituation signifikante Besserung zu erfahren.
Ein unzufriedener Patient, der die Behandlung abbricht, ist für alle das Schlimmste. Der Patient hat keine Erleichterung für sein Leiden gefunden, sein Geld aus dem Fenster geworfen, eine negative Meinung von der Homöopathie (die ansteckend sein kann), verursacht beim Therapeuten Frustration und „verhilft" ihm wahrscheinlich auch zu einen schlechten Ruf. Wir schulden es deshalb unseren Patienten, uns selbst und der Homöopathie, genau zu verstehen, auf was wir uns einlassen.
Man wird nie wissen, was passiert wäre, wenn ein Patient, der eine Behandlung abbricht, durchgehalten hätte, aber der folgende Fall ist ein Beispiel dafür, dass dem Patienten mit großer Wahrscheinlichkeit mit homöopathischer Behandlung mehr hätte geholfen werden können als mit allopathischer Behandlung.

Fall 18

Es handelte sich um ein so unruhiges Kind, dass die Anamnese schwierig war. Immer rannte es aus dem Zimmer, und die Mutter musste es zurückholen. Es nörgelte ständig, meckerte und war schwer und nie für längere Zeit zufrieden zu stellen. Wenn es wütend war, schlug es mit dem Kopf gegen die Wand oder den Fußboden, und es biss oft andere Kinder. Es hatte ein starkes Verlangen nach Bananen, was nicht im *Kent* steht, aber im *Complete Repertory* nachgetragen ist und eine Anzeige ist für das Mittel, das es brauchte. Die entscheidenden Rubriken waren

GEMÜT; BEISSEN
GEMÜT; UNZUFRIEDEN, frustriert, unbefriedigt
GEMÜT; RUHELOSIGKEIT, Nervosität; allgemein; Kindern bei
GEMÜT, SCHLAGEN; allgemein; schlägt mit dem Kopf gegen die Wand
ALLGEMEINES; SPEISEN und Getränke; Bananen, Verlangen

Tuberculinum ist das einzige Mittel, dass durch alle Rubriken geht. Man braucht den Fall eigentlich nicht zu repertorisieren, so deutlich ist das Tuberculinum-Bild.
Der Mutter wurde erklärt, dass die Wahrscheinlichkeit einer Heilung sehr hoch und nur ein bisschen Geduld vonnöten sei, um gut auf die homöopathische Therapie anzusprechen. Das Potenzial für Verschlimmerung

war in diesem Fall recht hoch, da der Junge sehr vital und reaktiv, und der Ausschlag mit Kortison unterdrückt worden war.
Begonnen wurde also mit Tuberculinum C6, dreimal täglich. Nach zwei Wochen rief die Mutter an, um zu berichten, dass alles sehr viel schlimmer geworden sei. Daraufhin Aussetzen der Arznei für einige Tage, danach Gabe nur zweimal täglich. Wieder unerwartete Exazerbation, die nach Aussetzen der Arznei verschwindet. Was die Mutter wirklich erstaunte, war, dass der Junge in dieser Zeit viel ausgeglichener, weniger aggressiv und unruhig geworden war. Auch der Appetit wurde erheblich besser. Das war natürlich ein Zeichen dafür, dass die Arznei wirkte, und dass die Verschlimmerung auf der Haut Teil des Heilungsprozesses war.
Die Eltern verloren allerdings alle Zuversicht und wollten sich trotz meiner Versuche, sie zu beruhigen, nicht mit dem Zustand der Haut abfinden. Die eingetretene Verschlimmerung war fast nicht zu verhindern gewesen, und die angewandte Methode hätte in den meisten Fällen keine solche Reaktion zur Folge gehabt. Man musste da einfach durch, und es hätte wahrscheinlich nicht einmal einen Monat gebraucht, um eine deutliche Besserung zu sehen. Die Eltern kehrten zu allopathischer Behandlung zurück.
Einige Monate später wurde der Junge mit schweren Asthmasymptomen ins Krankenhaus eingeliefert. Als er bei mir zur Behandlung kam, war von Asthma keine Rede gewesen, und es darf als sicher gelten, dass dies die Folge der unterdrückenden Ekzembehandlung war. Dies ist eine traurige Geschichte, weil das Kind mit homöopathischer Behandlung eine sehr gute Prognose hatte, sich sein Zustand aber unter allopathischer Behandlung verschlechterte, mit wahrscheinlich lebenslanger Asthmamedikation.

Unterdrückung von Verschlimmerungen

Die Frage, in welchem Ausmaß Unterdrückung den Heilungsprozess verhindert oder stört, wird auch im Kapitel 6 besprochen. Der Patient muss unbedingt auf die Möglichkeit einer Verschlimmerung hingewiesen werden. Übrigens leuchtet dieser Aspekt der Therapie Leuten, die es neu mit der Homöopathie versuchen, am ehesten ein. Die Idee, dass es „einem schlechter gehen muss, bevor es einem besser gehen kann“ hat sogar etwas Anziehendes für viele Patienten. Vielleicht liegt das an der Vorstellung, dass etwas „herauskommen muss“, fast wie eine Art Exorzismus von etwas Bösem im Körper. Manche Leute akzeptieren die Verschlimmerung, ist sie doch ein Zeichen dafür, dass diese seltsamen Kügelchen, die „nichts“ enthalten, tatsächlich „etwas bewirken“.

Man sieht es infolgedessen nicht sehr oft, dass der Patient versucht, die Verschlimmerung aggressiv, mit Kortison oder anderen Medikamenten, zu unterdrücken, aber es kommt vor. Eine Verschlimmerung zu unterdrücken, bedeutet die Wirkung der Arznei, mindestens teilweise, meistens aber vollständig, aufzuheben. Unbedingt muss der Patient vor einer solchen Vorgehensweise gewarnt werden.

Lebensstil und Ernährungsweise

Homöopathen haben manchmal zu viel Vertrauen in ihre Arzneien und übersehen den Anteil, den äußere Faktoren an der Fallentwicklung haben. Die andere Seite der Medaille gibt es aber auch. Häufig wird man von Patienten konsultiert, die andere Therapieformen ausprobiert haben, klinische Ökologie, Ernährungstherapie oder Naturheilkunde. Diese Ansätze sehen Ekzeme häufig nur als Problem einer Nahrungsmittelallergie. Manche Ekzempatienten profitieren von dieser Sichtweise, aber das Ergebnis ist häufig nur palliativ und hängt von der Aufrechterhaltung einer strikten Diät ab. Der womöglich sinnvollste Ansatz wäre, sich der Möglichkeit einer Nahrungsmittelallergie bewusst zu sein, diese aber als Teil des Syndroms zu sehen und das Ekzem als einen anderen Teil desselben Syndroms. So kann sie als zusätzliche Ursache gesehen werden, die die Wirkung der Arzneien und damit die Heilung erschwert, aber nicht als eigenständige Krankheit.
Es gibt eine bestimmte Schule, die Kuhmilch für die hauptsächliche „Ursache" von Ekzemen hält. Viele Tuberculinum-Kinder profitieren tatsächlich von einer Reduktion ihrer Milchaufnahme. Eine schwere Milchallergie wirkt als starkes Therapiehindernis. Ist die Existenz einer solchen Allergie nicht sicher, kann man etwa drei Wochen lang auf Milch verzichten, um zu sehen, ob die Hautsymptome sich verbessern. Viele Kinder, die auf eine strikt milchproduktfreie Diät gesetzt worden sind, haben davon überhaupt nicht profitiert, eine routinemäßige Anwendung verbietet sich daher. Der andere wichtige Faktor, der immer wieder angeschuldet wird, ist Weißmehl. In den hartnäckigsten Fällen kann man einen Versuch mit weißmehl- und milchproduktfreier Diät machen, um zu sehen, ob das etwas ändert.
Allergietests sind notorisch unzuverlässig, allerdings sind die jüngsten Entwicklungen, wie ELISA-IgE-Tests, etwas aussagekräftiger. Die verlässlichste Methode ist das Testen durch Weglassen eines Nahrungsmittels. Es ist selten, dass eine breitere Palette von Nahrungsmitteln ein Ekzem verschlimmert, die Möglichkeit sollte aber im Hinterkopf behalten werden, wenn ein „anscheinend gut gewähltes Mittel" nicht so wirkt, wie man es sich vorgestellt hat.

Eine der bedeutendsten Ursachen ist seelischer Stress. Das kann sehr vielfältige Formen annehmen:

1. Patienten, die entweder als Ergebnis der Behandlung oder im Gespräch mit dem Therapeuten, auf die Rolle aufmerksam werden, die Stress bei ihrer Erkrankung spielt und nun Anstrengungen unternehmen, diesen Stress zu reduzieren.
2. Patienten, die sich einer Stresskomponente bewusst sind, diese aber nicht genügend wichtig nehmen oder als unabänderlich ansehen.
3. Manchmal hat der Therapeut den Eindruck, dass mehr hinter der ganzen Geschichte steckt als der Patient anspricht, kann aber beispielsweise die Familiendynamik nicht ganz durchleuchten oder die Rolle, die der seelische Stress im Krankheitsgeschehen spielt, nicht präzisieren. Vielleicht hält der Patient auch Informationen zurück oder verleugnet seine Probleme und hat keinen Zugang zu seinen Gefühlen.

Seelischer oder mentaler Stress können entweder Auslöser oder ständige Ursache eines Ekzems darstellen. In jedem Fall wird das Unterlassen einer eingehenden Exploration dieses Themas oder die Scheu vor nicht homöopathischen Ansätzen den Fortschritt des Falls beeinträchtigen.

5.2 Das magische Simillimum

Der offensichtlichste und häufigste Grund für ein Scheitern der Therapie ist die Unfähigkeit, das korrekte Mittel für den Patienten zu finden. Es muss allerdings gesagt werden, dass es nicht immer nur ein Mittel gibt, dem man wie dem Heiligen Gral hinterherzulaufen hat. Es gibt Fälle, bei denen Flexibilität gefragt ist, wenn man sich durch die Stadien der Behandlung arbeitet. Es mag notwendig zu sein, über einen gewissen Zeitraum eine Reihe von Arzneien zu geben. Der Ein-Mittel-Fall kommt vor, aber nur in etwa 50% der Fälle. Der Zickzackkurs ist in vielerlei Hinsicht weniger befriedigend, aber manchmal eben der einzig mögliche, entweder weil der Therapeut es einfach nicht besser kann oder weil der Fall so komplex ist. Es ist freilich eine gute Strategie, so zu tun, als gäbe es irgendwo das magische Simillimum, das alle Probleme löst, weil dies einer sorgfältigen Fallanalyse förderlich ist. Noch einmal sei für Anfänger angemerkt, dass alle Homöopathen, auch die berühmtesten, viele „Zickzackfälle" in ihren Archiven haben.

5.3 Suche nach Polychresten

In einseitigen Fällen, besonders bei kleinen Kindern, kann man leicht der Versuchung erliegen, in jedem Fall eins der großen Polychreste zu sehen. Die ruhigen Babys bekommen Calcarea carbonica, die lieben und netten Phosphorus, obwohl sie möglicherweise ein Mittel brauchen, das keine speziellen Geistes- und Gemütssymptome hat, aber sehr charakteristische Hautsymptome.

Fall 19

Ein neun Monate altes Baby wird mir mit einem Ekzem am ganzen Körper vorgestellt. Es ist ein glückliches, fröhliches Kind und sehr einfach zu versorgen. Problemlose Schwangerschaft und Geburt, guter Appetit, lernt mit 11 Monaten gehen.

Symptome waren:
Juckreiz schlimmer nachts
Schmerzen nach dem Kratzen (schreit nach dem Kratzen)
Feuchter Ausschlag hinter den Ohren (wo das Ekzem als erstes auftrat; es generalisierte erst nach Unterdrückung dort)
Abneigung gegen Käse

Die Arznei war Oleander, eine Arznei, die normalerweise keine besonderen Gemütssymptome hat. Man beachte, dass Calcarea-carbonica-Ekzeme selten eine nächtliche Verschlimmerung haben.

5.4 Querdenken – Verschreibung ohne *Repertorium*

Manche der unbehandelbarsten Fälle sind die, in denen wir zu sehr auf die Genauigkeit des *Repertoriums* gebaut haben. Einige heilende Arzneien können nur gefunden werden, wenn man etwas „am *Repertorium* vorbei" denkt und die Symptomenreihen anders interpretiert. Dies gilt insbesondere für einige mineralische Arzneien. Wenn, sagen wir, Aurum metallicum und Sulfur im Fall vorne landen, und weder das eine noch das andere den Fall so richtig weiter gebracht haben, so könnte Aurum sulfuratum das Mittel sein. Oder wenn Lachesis deutlich heraussticht, aber nicht eigentlich wirkt, so denke man an kleinere Schlangenmittel, die durch Repertorisation gefunden werden können. Computersysteme können dabei helfen, an solche Mittel zu denken.

In den meisten Fällen, in denen ein kleineres Mittel durch solche Methoden aufgefunden wird, wird es in ein oder zwei Rubriken vertreten sein. Ausnahmen von dieser Regel sind natürlich ungeprüfte Arzneien wie Baryta nitrica oder Calcarea muriatica, aber solche Mittel werden nur in einem kleinen Prozentsatz der Fälle überhaupt zu diskutieren sein.

5.5 Mangelnde Flexibilität

Es ist eine große Kunst zu beurteilen, wann ein Mittel gewechselt und wann es weiter gegeben werden sollte. Das ist die Kunst der „Zweiten Verschreibung", d. h. der Gabe eines zweiten Mittels, nachdem das erste gewirkt hat. Nach dem „Fallanalyse"-Kapitel wird klar sein, dass die Tatsache, dass ein Mittel gewirkt hat, nicht unbedingt bedeutet, dass es auch die Heilung vollenden wird. Einfach weitermachen mit einer Arznei, wenn sie nicht mehr angezeigt ist, einfach, weil „sie doch so gut gewirkt hat", wird zu Frustration und Misserfolg führen. Misserfolg kann auch aus einem zu frühen Wechsel des Mittels und Ungeduld herrühren. Auch das strikte Festhalten an Regeln wie „Lachesis niemals innerhalb von drei Monaten wiederholen" ist nach meiner Erfahrung eher einengend als hilfreich.
Es gilt, eine Balance zu halten zwischen Zuviel- und Zuwenigverschreiben. Das Fortschreiten des Heilungsprozesses muss aufrechterhalten bleiben, ohne dass man zu sehr drängt. Nur die genaue Berücksichtigung aller Details in Follow-Ups kann zur Beantwortung der Frage führen, wann die Arznei wiederholt oder gewechselt werden soll, ob die Potenz gewechselt werden soll oder ob man einfach nichts gibt. Die meisten klassischen Homöopathen haben eher Angst vorm zuviel Verschreiben und neigen dazu, zu warten, statt die zu frühe Gabe eines anderen Mittels zu riskieren. Dies ist ein wichtiges Prinzip, das immer Beachtung finden sollte, das Prinzip der minimalen Dosis. Andererseits kann dadurch auch Zeit verschwendet werden und das Vertrauen des Patienten durch übergroße Vorsicht schwinden.

5.6 Zu tief behandeln

Es kommt vor, dass der Patient sich allgemein besser fühlt und es ihm in anderen Bereichen besser geht, aber die Haut keine Veränderung zeigt. Zur Erklärung dieses Phänomens können verschiedene Modelle herangezogen werden. Das Schichtenkonzept ist hierbei hilfreich. Wenn Sie eine

Schicht „zu tief" verschreiben, sehen Sie häufig eine Verschlimmerung der Oberfläche ohne nachfolgende Besserung. Das zeigt einen Fall an, in dem es nötig sein kann, für die verletzte Schicht, eben die Haut, zu verschreiben, bevor man das Individuum auf einer tieferen Schicht erreichen kann. In solchen Fällen sind häufig kleine Mittel hilfreich. Diese „zu tiefe" Verschreibung ist ein Irrtum, der häufig von Kentianern oder psychologisch orientierten Verschreibern gemacht wird. Sie werden zu solchen Fehlern ermutigt durch eine Philosophie, die besagt, dass einzelne Symptome und Hautsymptome nicht wesentlich für die Fallanalyse sind, oder dass ihre Einbeziehung unterdrückend wirken kann.
Die Verschreibung von Nosoden in einer frühen Behandlungsphase auf der Basis der Familienanamnese oder festgestellter miasmatischer Einflüsse kann zu Verschlimmerung ohne Besserung führen. Es ist manchmal notwendig, vor der Gabe von Nosoden die angezeigte Arznei zu geben. In anderen Fällen, wenn nur Indikationen für eine Nosode gegeben ist, kann man ohne weiteres mit einer solchen anfangen. In solchen Fällen werden aber gewöhnlich Symptome vorhanden sein, die die Nosode direkt anzeigen, also über die Familienanamnese oder miasmatische Einflüsse hinausgehen.

5.7 Zu oberflächlich behandeln

Möglich ist auch, dass wir uns zu sehr auf die Haut und nicht genügend auf die Person konzentrieren. Das kann an der mangelnden Einsicht des Therapeuten liegen oder daran, dass der Patient die Verschiebung des Schwerpunkts vom wahren Gravitätszentrum bewirkt. Es kann nicht oft genug gesagt werden, dass, obwohl dieses Buch den Gebrauch der Hautsymptome bei der Fallanalyse diskutiert, viele Fälle eine solche Vorgehensweise nicht brauchen. Oberflächliche Verschreibung ist ein Fehler, der von unerfahrenen Homöopathen begangen wird oder solchen, die Spezifika oder Therapeutika benutzen oder nach Schlüsselsymptomen verschreiben. Es gibt Homöopathen, die ohne es selbst zu wissen, einen allopathischen Ansatz in ihrer Fallaufnahme verfolgen. Ob man dynamisierte Arzneien oder allopathische Arzneien verschreibt, Patienten und ihre Krankheiten in nicht ganzheitlicher Art und Weise zu sehen, wird nicht zu dauerhafter Heilung führen.
Das Konzept der Matrix der körperlichen Symptome wie im Fallanalyse-Kapitel beschrieben, kann auch fehlerhaft angewandt werden. Nur auf die Hautsymptome zu achten in einem Fall, der reich an Geistes-, Gemüts- und Allgemeinsymptomen ist, wird zu Misserfolg führen. Wenn homöo-

pathische Unterdrückung denn überhaupt möglich ist, ist dies der Weg, auf dem sie erreicht werden kann. Nehmen wir z. B. ein rissiges Ekzem mit klebrigen, honigartigen Absonderungen. Diese Symptome legen Graphites nahe. Das wäre jedoch keine vernünftige Verschreibung, wenn der Patient ein zorniger, aggressiver Mensch mit Furcht vor Höhe und Verlangen nach Süßem und Salz wäre. Hier würde man eher an Natrum muriaticum oder Sulfur denken.

5.8 Hydrokortison

Von allen Medikamenten, die unser Patient nehmen mag, ist nichts so antidotierend wie Steroide. Auch bei örtlicher Anwendung können sie ein starkes Heilungshindernis darstellen, besonders wenn die Anwendung relativ unkontrolliert und über lange Zeit erfolgte. Sie sollten aber nicht plötzlich abgesetzt werden, sondern am besten nach und nach mit Beteiligung des mitbehandelnden allopathischen Kollegen. Der Rebound-Effekt eines plötzlichen Absetzens, verbunden mit der Reaktion auf ein homöopathisches Mittel, kann zu schwer kontrollierbarer Verschlechterung führen. Das nächste Kapitel wird dazu einiges zu sagen haben.
In den hartnäckigsten Fällen, mit reicher Steroidanamnese, kann es notwendig werden, potenziertes Hydrokortison zu geben, um die Blockade durch dieses Medikament aufzulösen. Die Fähigkeit des Kortisons, die Reaktion des Immunsystems auf homöopathische Arzneien zu beeinträchtigen, ist in vielen Fällen ein echtes Problem.

5.9 Unheilbare Fälle

Ein Zusammenkommen diverser Faktoren kann zu einer Situation führen, in der an eine Heilung nicht mehr zu denken ist. Erwachsene mit Ekzem seit der Kindheit und langer suppressiver Medikamentenanamnese haben eine schlechte Prognose. Der kumulative Effekt von Jahren der Steroidanwendung kann zu einer erheblichen Rebound-Wirkung führen, wenn die homöopathische Therapie einsetzt. Nur der vertrauensvollste Patient hält bei nur geringen Fortschritten und möglicherweise viel Leiden fünf Jahre oder länger durch, um schließlich doch noch geheilt zu werden. Auch die sorgfältigste Steuerung des Falls und bestmögliche Compliance des Patienten reichen möglicherweise nicht aus, um ein zufrieden stellendes Ergebnis zu erleben.

Kommen zu vielen Jahren unterdrückender Behandlung noch ungünstige miasmatische Einflüsse hinzu, kann die Situation aussichtslos werden. Das gilt auch für Kinder. Eine komplizierte Familiengeschichte mit zwei oder mehr Miasmen, die durchgehen, kann zu einer völlig verworrenen Situation führen, in der eine signifikante Besserung ohne ernsthafte Verschlimmerung nur sehr schwer und manchmal unmöglich zu erreichen sein wird. Es gibt „antimiasmatische" Verschreibungstechniken mit der raschen Abfolge vieler Mittel, und es wird behauptet, dass dies in solchen komplizierten Fällen nützlich sei. Ich habe aber wenig Beweise für die Behauptung der Überlegenheit solcher Ansätze über eine klassische Therapie gefunden.

Unheilbarkeit kann ein unangemessenes Wort sein. Möglicherweise wären Zeitmangel, Mangel an Geduld und Toleranz bessere Beschreibungen. In den schlimmsten Fällen müssen wir die Unmöglichkeit des Patienten akzeptieren, mit Jahren der Exazerbation, des Juckens, des Nässens oder anderer Komplikationen fertig zu werden. Man sollte daran denken, auch wenn es schwer fällt, dass für manche Patienten eine lebenslange Kortisontherapie einfach weniger quälend ist und zu mehr Lebensqualität führt als eine homöopathische Therapie mit allem, was damit zusammenhängt.

6 Verschlimmerung und Fallbearbeitung

6.1 Vernünftige Vorsichtsmaßnahmen

Es gibt eine Anzahl simpler Maßnahmen, die schon vor der eigentlichen Behandlung eine deutliche Besserung bewirken können. Der Patient sollte die folgenden Ratschläge beherzigen:

- Baumwollbettwäsche benutzen zur Vermeidung von Überhitzung und Schwitzen im Bett.
- Baumwollkleidung tragen, Wollsachen und künstliche Fasern vermeiden.
- Kleidung mit nichtbiologischem und vorzugsweise unparfümiertem Waschpulver waschen, keine Gewebekonditionierer verwenden.
- Parfümierte Seifen und Schaumbäder vermeiden.
- Nach dem Schwimmen in gechlortem Wasser duschen und Emolliens auftragen.
- Beim Befall der Hände Handschuhe für Haushalts-, Garten- und Heimwerkerarbeiten benutzen.
- Babys vor direktem Sonnenlicht schützen, aber keine Sonnenschutzmittel auf Alkoholgrundlage verwenden.
- Bei Kindern Fingernägel so kurz wie möglich schneiden, ggf. Handschuhe verwenden.
- Matratzen regelmäßig staubsaugen und das Schlafzimmer so staubfrei wie möglich halten, da Hausstauballergie bei Atopikern häufig.
- Nahrungsmittel vermeiden, die den Zustand herbeiführen oder verschlimmern (s. a. S. 92 und 109).

6.2 Verschlimmerungen vorhersehen

Die Art und Wahrscheinlichkeit einer Verschlimmerung sind schwer vorherzusagen. Vier hauptsächliche Faktoren gilt es zu bedenken, wenn man dieses Risiko irgendwie abschätzen möchte:

1. Das Ausmaß von Unterdrückung bei dem vorliegenden Fall. Es kann zu einem „Rebound"-Effekt kommen, wenn ein Ausschlag aggressiv unterdrückt worden ist. Je schwieriger es war, den Ausschlag zu unterdrücken, umso heftiger wird die Reaktion ausfallen, wenn der Heilprozess einsetzt. Schwere Fälle mit Krankenhausaufenthalten in

der Anamnese können sehr problematisch sein und erfordern viel Können und Vorsicht seitens des Homöopathen.

2. Die Vitalität des Patienten. Eine Energie geladene, lebhafte Person zeigt eher eine heftige Verschlimmerung als eine phlegmatische, langsame.
3. Damit im Zusammenhang steht die Natur des verschriebenen Mittels. Es gibt die großen „Anti-Unterdrücker", Arzneien mit ausgesprochener zentrifugaler Wirkungsrichtung, z. B. Belladonna, Lachesis, Psorinum, Staphysagria, Sulfur und Zincum. Arzneien, von denen man weniger wilde Reaktionen erwarten würde, sind Alumina, Calcarea carbonica, Clematis, Pulsatilla und Silicea. Es liegt auf der Hand, dass viele „Anti-Unterdrücker" eine eher feurige Natur haben, die Verbindung zwischen den Punkten 2 und 3 wird deutlich.
4. Die „miasmatischen Wurzeln" der Erkrankung. Die Familienvorgeschichte des Patienten weist auf das, was noch in der Büchse der Pandora der Konstitution des Patienten verborgen liegen mag. Einschlägige Informationen in dieser Richtung und die Beachtung des oben Gesagten machen es leichter zu entscheiden, wie schnell denn diese Büchse geöffnet werden soll.

Auch nach Abwägung der oben genannten Faktoren ist es klug, mit allzu präzisen Äußerungen zur Prognose zurückhaltend zu sein und eher auf der sicheren Seite zu bleiben. Die folgenden Beispiele zeigen zwei Seiten der unvorhersehbaren Reaktion auf die Therapie:

Fall 20

Ein Patient hatte seit mindestens 20 Jahren ein Ekzem auf beiden Händen. Er war Arbeiter und hat sein Leben im wesentlichen draußen beim Bau von Straßen verbracht. Einige Jahre zuvor war nach allopathischer Therapie das Ekzem von den Händen verschwunden und im Gesicht wieder aufgetaucht.
Das Bild war ziemlich deutlich das von Sulfur, und mit dieser Arznei allein verschwand das Ekzem binnen dreier Monate ohne irgendeine Verschlimmerung. Das ist ungewöhnlich angesichts der Vorgeschichte von Unterdrückung und überhaupt der langen Leidensgeschichte. Was aber bei diesem Patienten auffiel, war, wie einfach und direkt er war. In England gibt es eigentlich keine richtigen „Bauern" mehr, aber dieser Mann war so bäuerlich und einfach, wie man es sich nur wünschen kann. Das ist gar nicht abschätzig gemeint. Er war eben einfach ganz und gar unkompliziert. Wie jemand aus einer anderen Zeit, verbunden der Erde, in der

zu graben er auch sein Leben verbracht hatte. Dass er so gut und komplikationslos auf die Therapie ansprach, lehrt uns möglicherweise noch etwas anderes über die Faktoren, die eine Therapieantwort beeinflussen.

Manchmal erlebt man, trotz größter Anstrengungen, Verschlimmerungen zu vermeiden, unangenehme Überraschungen. Das gilt besonders für den Einsatz von Nosoden:

Fall 21

Fall eines Kindes mit Ekzem, das zeitweise ohne Erstverschlimmerung auf Sulfur C30 gut angesprochen hatte. Nach der Familienanamnese und weil Sulfur immer nur so kurz wirkte, gab ich nachfolgend Psorinum C6 zweimal täglich. Nach der ersten Gabe von Psorinum C6 brach das Ekzem aus wie noch nie zuvor. Die Haut infizierte sich, und Calendula C30 wurde gegeben, um die Verschlimmerung unter Kontrolle zu bringen. Nach Abflauen der Verschlimmerung war keine Besserung zu entdecken, die Eltern verloren die Zuversicht und kamen nicht mehr wieder. Eine dieser frustrierenden Erfahrungen, die jeder Praktiker irgendwann einmal macht.

Es ist schwer zu sagen, was passiert wäre, wenn die Behandlung fortgesetzt worden wäre. Möglicherweise hätte Sulfur nach Psorinum besser gewirkt. Möglicherweise war Psorinum „nahe dran", aber nicht das Simillimum, oder aber die Psorinum-„Schicht" war zu tief, um zum gegebenen Zeitpunkt therapiert werden zu können (was im Prinzip auf das gleiche herauskommt). Man mag auch einwenden, dass Sulfur unterdrückend gewirkt hatte und Psorinum diese Unterdrückung beseitigt hat. Solch eine eindrucksvolle Unterdrückung nach einer Einzelgabe Sulfur ist allerdings extrem unwahrscheinlich. Ebenso selten und unerwartet ist die starke Reaktion auf eine einzelne Gabe einer C6.

Manchmal treten Hauterscheinungen als erste Antwort auf die Behandlung einer anderen Störung auf:

Fall 22

Ein Asthmapatient, arbeitet in einer Bank, ist äußerst reinlich und wohl erzogen. Das Asthma war schlimmer bei trockenem Wetter und zwischen 2 und 3 Uhr morgens. Die indizierte Arznei war Kali carbonicum. Das Asthma wurde darauf schnell besser, aber der Patient entwickelte einen

Ausschlag um die Augen herum. Der Ausschlag wurde immer schlimmer, bis die Augen geschwollen und rot waren. Die Haut um die Augen schuppte ab und sonderte eine klebrige Flüssigkeit ab. Es wurde vereinbart, abzuwarten und den Prozess, so lange es ging, nicht zu unterbrechen.
Der Patient hatte eine verantwortungsvolle Stelle, die jede Woche viele Reisen zu verschiedenen Filialen nötig machte. Er hatte mit Bankmanagern zu tun, die er nie zuvor gesehen hatte, und der hässliche Ausschlag um die Augen war ihm dabei verständlicherweise äußerst peinlich.
Als klar wurde, dass der Ausschlag von alleine wohl nicht so bald verschwinden würde, wurde Graphites gegeben, was auch schnell besserte. Die Abschilferung der Haut verschwand nach etwa drei Wochen. Die Asthmasymptome kamen nicht wieder.

Wer vermag zu sagen, was den Ausschlag um die Augen heraus getrieben hatte? Niemand konnte das voraussehen, und man fragt sich, welche zukünftigen Probleme dieser Ausschlag wohl verhindert haben mag.

6.3 Potenz, Dosis und Verschlimmerung

Potenz

Das Sinnvollste, was man tun kann, um Verschlimmerungen zu vermeiden, ist die Gabe niedriger Potenzen. Es gibt Ausnahmen, wie in Fall 21 gesehen, aber meistens trifft das zu. Zumindest wird die Verschlimmerung nicht so lange dauern. Die wiederholte Gabe niedriger Potenzen über den Tag verteilt macht den Fall besser steuerbar, als es nach Gabe einer Einzeldosis in mittlerer oder hoher Potenz der Fall wäre. Durch Absetzen der Arznei oder seltenere Gabe lässt sich die Reaktion auf ein Mittel schnell abschwächen. Hat man aber beispielsweise eine C200 gegeben und der Patient zeigt eine Erstverschlimmerung, kann man entweder nur warten und den Patienten leiden lassen, oder man begibt sich in das Labyrinth einer Antidot-Gabe und Behandlung der Verschlimmerung, was einen ohnehin schwierigen Fall nur noch komplizierter macht. Niedrige Potenzen sind hier definiert als Potenzen zwischen C6 und C12. Gelegentlich ist die D6 oder C3 ein guter Ausgangspunkt, wenn das Verschlimmerungspotenzial sehr hoch erscheint. Die empfohlene Fortsetzung der Therapie ist C6-C12-C30-C200. In Fällen mit Verschlimmerung trotz niedriger Gaben zu Beginn können Zwischenschritte eingebaut werden: C6-C9-C12-C15-C18 etc. Wird die Behandlung am niedrigsten Ende der Potenzskala begonnen, muss man bei der Behandlung von Ekzemen selten bis zur C200 gehen, und wirklich sehr selten, noch höhere Potenzen als diese verwenden.

LM-Potenzen

LM-Potenzen sind wegen ihrer Steuerbarkeit und ihrer relativen Milde ebenfalls empfehlenswert. Im Verschlimmerungsfalle empfiehlt Hahnemann die Reduzierung der Dosis und die Wiederholung in größeren Abständen oder auch die Aussetzung für mehrere Tage (*Organon*, § 248). Manche Praktiker ziehen sie der Zentesimalskala vor und und halten LM-Potenzen für „Hahnemannischer", weil die Idee der jeweils leicht veränderten Gabe hier besser respektiert sei. LM-Potenzen können von zweimal täglich bis einmal wöchentlich gegeben werden, in Abhängigkeit von der Empfindlichkeit des Patienten. Ein guter Ausgangspunkt ist einmal täglich, anschließend wird die Dosis der Reaktion des Patienten angepasst. Die Erfahrung zeigt, dass die Ergebnisse der Zentesimalpotenzen und LM-Potenzen im Grunde vergleichbar sind und im wesentlichen persönliche Vorlieben und die Geschicklichkeit im Umgang mit der einen oder anderen Potenzform den Ausschlag geben.
Diejenigen, die LM-Potenzen anwenden, meinen, es sei dies Hahnemanns letzte Entdeckung gewesen, und schon allein deshalb ein Fortschritt gegenüber den Zehnerpotenzen. Die LM-Potenzen werden in Wasser gegeben und bei jeder Gabe verschüttelt. Dies tut der Idee Genüge, dass „das Lebensprincip ... solche **ganz gleiche** Gaben nicht ohne Widerstreben an[nimmt]" (*Organon*, § 247). LM-Potenzen sind stärker verdünnt und verschüttelt als Zehnerpotenzen. Dieser Änderung mag es zu verdanken sein, dass sie sowohl als tiefer wirkend als auch als milder gelten. Der andere Vorteil ist eben, dass sie leichter steuerbar als die niedrigen Zehnerpotenzen sind. Eine Erstverschlimmerung verschwindet schnell nach Absetzen des Mittels.
Therapeuten sind manchmal etwas von der scheinbar komplizierten Einnahmeprozedur bei LM-Potenzen abgeschreckt. Die traditionelle Art ist, ein Kügelchen in etwa 150 ml Wasser und Alkohol aufzulösen. Der Patient verschüttelt diese Mischung bei jeder Einnahme, entnimmt einen Teelöffel und gibt ihn in ein weiteres Glas mit Wasser. In diesem Wasserglas wird dann stürmisch gerührt und ein Teelöffel davon eingenommen. Die meisten, die etwas Erfahrung mit diesen Potenzen haben, finden, es sei akzeptabel, ein paar Tropfen direkt aus der Arzneiflasche zu nehmen, statt jedes Mal zu verdünnen. Das macht die Einnahme etwas bequemer und erlaubt auch das Mitführen einer kleinen Tropfenflasche, um tagsüber, wenn nötig, etwas davon einnehmen zu können.

Es scheint sinnvoll, mit der LM1 zu beginnen. In den meisten Fällen kommt man mit der Erhöhung der Potenz um einen Schritt alle vier Wochen gut hin. Die Bedürfnisse des Individuums stehen aber allemal über solchen Schemata. So mögen manche mit derselben Potenz über zwei Monate gut fahren, während andere eine Potenzerhöhung schon nach drei Wochen brauchen.

Wiederholung der Gabe

Wie viel Arznei man geben soll, wird unter Homöopathen kontrovers diskutiert. Hahnemann schreibt im *Organon* und in den *Chronischen Krankheiten*, dass die Gabe nicht wiederholt werden sollte, solange die vorherige noch wirkt:

„Jede, in einer Cur merklich fortschreitende und auffallend zunehmende Besserung, ist ein Zustand der, so lange er anhält, jede Wiederholung irgend eines Arznei-Gebrauchs durchgängig ausschließt, ..." (*Organon*, § 246)

„... muss ich die wichtige Bemerkung machen, dass unser Lebens-Princip nicht wohl verträgt, dass man selbst nur zweimal nach einander dieselbe ungeänderte Gabe Arznei, geschweige mehrmal nach einander den Kranken einnehmen lasse." (*Die chronischen Krankheiten*, Vorwort zum 2. Band)

Die Erfahrung des argentinischen Homöopathen Francisco Eizayaga widerspricht dieser Ansicht, nachzulesen in seinem *Traktat zur Homöopathie*. Es ist auch meine Erfahrung, dass niedrige Potenzen häufig wiederholt werden können, auch wenn der Heilungsprozess schon läuft. Es gibt keine plausible Erklärung, warum Hahnemann glaubte, eine Änderung der Potenz sei bei Gabenwiederholung absolut erforderlich. Viele Homöopathen sind inzwischen erfolgreich zur wiederholten Gabe von Zehnerpotenzen übergegangen und haben die Wirksamkeit der wiederholten Gabe einer unveränderten Dosis, so lange es nötig ist, bestätigt.
In den meisten Ekzemfällen muss die Potenz nur etwa alle sechs bis 12 Wochen angehoben werden. Ist das Intervall kleiner als 6 Wochen, dann war die Potenz wahrscheinlich etwas unterhalb des Optimums. Wirkt die Potenz über 10, 12 oder mehr Wochen, ist sie die Simillimum-Potenz.
Es wird empfohlen, die Arznei, wenn sie in der C6 oder C12 gegeben wird, zwischen zwei- und dreimal täglich zu reichen. Ist das Mittel das Simillimum, wird die Lebenskraft sich soviel wie nötig nehmen, um den Heilungsprozess in Gang setzen zu können, und alle weiteren Gaben sind nichts weiter als Placebo. Lässt der Effekt der vorherigen Gabe nach, wird

sich die Lebenskraft automatisch bei den kontinuierlich genommenen neuen Gaben bedienen.
Es wird häufig gefragt, warum Patienten, die wiederholte Gaben erhalten, keine Prüfungssymptome zeigen. Die Antwort ist möglicherweise, dass eine Prüfung so lange nicht stattfindet, so lange das Mittel noch indiziert ist.
Es gibt viel, was wir über die Wirkungsweise dynamisierter Arzneien nicht wissen. Es ist sicherlich ratsam, unsere Verschreibungspraxis auf Erfahrung und nicht auf Glaubenssätze aufzubauen.

Tiefe der Schicht

Neigt man dem Schichten- oder Stadienmodell zu, wie oben in der Pflanzenanalogie beschrieben, so ist es möglich, eine Verschlimmerung durch die Verschreibung eines Mittels hervorzurufen, das gewissermaßen und buchstäblich aus der Reihe fällt. Eizayagas Konzept der „konstitutionellen, fundamentalen und läsionalen" Schichten bietet einen anderen theoretischen Ansatz, um dieses Phänomen zu erfassen. Diese Schichten müssen „rückwärts" behandelt werden, die jeweils oberste zuerst. Das Ansprechen einer tiefer liegenden Schicht kann dazu führen, dass die Dinge zwar aufgewirbelt werden, eine Lösung aber nicht möglich ist.
Dies jedes Mal richtig hinzubekommen, ist eine ziemlich unrealistische Vorstellung. Schichten und die Pflanzenanalogie sind leichter zu verstehen, wenn sie als Konzepte verstanden werden. Zwischen verschiedenen Schichten aber zu differenzieren und deutlich zu sehen, was denn gerade „oben liegt", kann in der Praxis sehr schwierig sein. Die Vorschläge, die diesbezüglich im Fallanalyse-Kapitel gemacht wurden, dienen möglicherweise zur Vereinfachung einer solchen Analyse.
Der häufigste Fehler in diesem Zusammenhang ist die Verschreibung von Nosoden auf der Basis einer miasmatischen Fallanalyse, ohne den auffallenden, sonderlichen und ungewöhnlichen Symptomen genügend Aufmerksamkeit zu schenken. Hier kann die falsche Nosode möglicherweise eine bis drei Schichten „überspringen", sodass es zu schweren Verschlimmerungen kommt, ohne dass irgendeine Besserung nachfolgt.

Abwarten

Die meisten Therapeuten werden die Erfahrung gemacht oder davon gehört haben, dass es Patienten gibt, die eine Gabe bekommen, und dann viele Monate lang darauf reagieren. Wenn Sie lieber zu mittleren und hohen Potenzen greifen, können Sie ein Ekzem durchaus auf diese Weise behandeln. Auf einer Konferenz wurde ein Psoriasispatient vorgestellt, der mit einer Einzelgabe Hyoscyamus M behandelt worden war. Die anschließende Erstverschlimmerung und letztendliche Besserung zogen sich über beinahe zwei Jahre hin. Die einzigen Einwände, die man hier haben könnte, sind, dass es enorme Geduld und Vertrauen seitens des Patienten und des Arztes braucht, und dass dies manchmal mit unnötigem Leiden verbunden ist. Solche Situationen zu steuern, ist eines der größten Probleme für relativ unerfahrene Therapeuten.

6.4 Behandlung von Verschlimmerungen

Eine weitere sichere Quelle für Verwirrung. Angesichts einer Symptomenverschlimmerung wartet man idealer Weise ab, bis sie von selbst wieder abklingt. Man sollte ganz generell mit möglichst wenig Therapien arbeiten. Je einfacher die Therapie gehalten wird, desto einfacher wird die Steuerung des Falls auf lange Sicht. Allerdings ist das Leiden des Patienten ein anderer wichtiger Gesichtspunkt. Man erinnere sich an das Wort „sanft" im *Organon*, § 2!
Eine wirklich schwere Verschlimmerung kann außer Kontrolle geraten. So wie Fieber, obwohl es auch Teil des Heilungsprozesses ist, ein Eingreifen erforderlich machen kann, falls es zu hoch wird, so muss auch eine Verschlimmerung manchmal unter Kontrolle gebracht werden.

Es gibt hier zwei Möglichkeiten, an die man denken sollte:
1. Wenn die Verschlimmerung einer Intensivierung der ursprünglichen Symptome ohne neue Symptomatik entspricht, kann dasselbe Mittel in niedrigerer Potenz gegeben werden. Die Wirkung besteht gewöhnlich in einer Minderung der Intensität der Verschlimmerung.
2. Wenn sich die Verschlimmerungssymptome deutlich von den Ursprungssymptomen unterscheiden, sollte ein neues Mittel auf der Grundlage der neuen Symptome gewählt werden. Die Arznei für solche Situationen wird gewöhnlich nur für die Dauer der Verschlimmerung gebraucht, manchmal führt aber auch die Verschlimmerung erst zur Wahl des Mittels, das den Fall schließlich heilt.

Manche Homöopathen preisen die sog. antidotierenden Eigenschaften des Kaffees in solchen Situationen. Meiner Meinung nach wirkt Kaffee nicht auf ein Mittel, das wesentlichen Einfluss auf die Lebenskraft hatte.

6.5 Fälle, die sich verschlechtern

Ekzemfälle machen selten Probleme, die eine konventionelle Therapie erforderlich machen. Die ernsthafteste Komplikation ist ein infiziertes Ekzem, das septisch wird, und sogar hier wird das korrekt gewählte Mittel die Situation gewöhnlich bereinigen. Wird aber das heilende Mittel nicht sofort gefunden, sollte ohne Aufschub eine konventionelle Behandlung eingeleitet werden.

6.6 Topische Anwendungen

Patienten fragen häufig, was sie während der Zeit, in der sie Arzneien einnehmen, auf die Haut auftragen können. Es ist wichtig, ihnen zu sagen, dass alle störenden Symptome durch innerliche Behandlung beseitigt werden können, und dass die Homöopathie keine äußerliche Behandlung vorsieht oder braucht. Jeder Patient sollte mit der homöopathischen Unterdrückungstheorie vertraut sein und damit, dass aggressive Unterdrückung die Wirkung der Arzneien beeinträchtigen oder gar neutralisieren kann. In den frühen Stadien einer Behandlung können allerdings einige Dinge Erleichterung bringen, ohne die Therapie zu gefährden. Es ist unrealistisch und kontraproduktiv, anzunehmen, der Patient würde es aushalten, die ganze Nacht mit heftigem Jucken wach zu bleiben, nur, um ein Prinzip hochzuhalten. Diese Methode, den Patienten „auf dem Altar der Homöopathie zu opfern" ist unnötig und ungesund.
Patienten suchen vor allem in zwei Fällen durch topische Anwendungen Linderung:

1. bei Hauttrockenheit und
2. bei Jucken.

Unterschiedliche Individuen sprechen auf unterschiedliche Substanzen an. Es geht einfach darum, etwas zu finden, was dem Individuum und seinem speziellen Hauttyp angemessen ist. Feuchtigkeitscremes sind ein nützliches Palliativ, besonders für schweres Jucken in den frühen Stadien der Behandlung, und die Erfahrung lehrt, dass dies nicht mit Unterdrückung verbunden ist.

Pflanzliche Präparate bei lokalen Anwendungen

Ihr Gebrauch gehorcht dem Alles-oder-Nichts-Prinzip: bei manchen Patienten sind sie außerordentlich hilfreich, bei anderen bewirken sie gar nichts.

Urtica-urens-Salbe bringt in manchen Fällen von juckendem Ekzem Erleichterung.
Calendula Salbe hilft bei aufgerissener und infizierter Haut. Der Heilungsprozess bei Wundsein und Entzündung wird beschleunigt. Manche Patienten empfinden die Verbindung aus den glättenden und feuchtigkeitsspendenden Eigenschaften der Salbe als angenehm.
Vogelmiere (Stellaria media) hilft manchmal gut bei Juckreiz. Die Wirkung ist aber recht unzuverlässig, und in schweren Fällen nicht ausreichend.
Krausser Ampfer (Rumex crispus) lindert ebenfalls in einigen Fällen hervorragend den Juckreiz.
Zwischen diesen beiden Pflanzen kann man schwer weiter differenzieren, es muss ausprobiert werden, welches Präparat dem Patienten hilft.
Bach Rescue Salbe hat einen lindernden Effekt bei juckender und schmerzender Haut.
Aloe-vera-Saft oder -Gel, aus Aloe barbadensis, einer anderen Subspezies als Aloe socotrina, die wir in der Homöopathie verwenden, hat erwiesenermaßen eine bedeutende antiinflammatorische Wirkung. Es fördert die Heilung der Haut und ist bekannt für seine Wirksamkeit bei der beschleunigten Heilung von Verbrennungen. Es kann bei infiziertem, rauem Ekzem ein gutes Palliativ sein, innerlich genommen wirkt der Saft entgiftend und immunstimulierend. Saft und Gel sind erhältlich in Reformhäusern oder Apotheken.

Allopathische Lokalanwendungen

Die verschiedenen allopathischen Behandlungsmöglichkeiten bei Ekzemen sind in Kapitel 1 vorgestellt worden. Wenn der Ekzempatient in homöopathische Behandlung kommt, hat er gewöhnlich schon Erfahrung mit allopathischer Therapie und möglicherweise schon etwas gefunden, was seiner Haut „bekommt".
Manchmal ist so ein bisschen Unterdrückung keine ganz schlechte Sache. Wenn denn gleichzeitig eine homöopathische Behandlung eingeleitet wird, kann die Lebenskraft mit ein wenig Unterdrückung von außen fertig werden. Wir sollten auch bedenken, dass natürliche Cremes und Salben keine sehr effizienten Unterdrücker darstellen. Allopathische Medizin ist weitaus fähiger als jede Form naturheilkundlicher Behandlung, Juckreiz zu unterdrücken. Dieses Wissen sollte vielleicht genutzt werden, um den Patienten durch die schwierigsten Behandlungsphasen zu helfen. Es sollte freilich nur zugelassen werden, wenn es absolut notwendig ist, z. B. wenn der Juckreiz den Patienten am Schlafen hindert oder wenn das Kind sich wund kratzt. Auch dann ist der Patient gehalten, das absolute

Minimum anzuwenden, um das Leben erträglich zu machen, und nicht mehr. Die Anwendung dieser allopathischen Mittel sollte ausklingen, sobald die homöopathischen Mittel zu helfen beginnen. Dies wird nicht lange dauern, wenn die innere Behandlung die richtige ist.
Das größte Problem mit dieser Methode ist natürlich das Verdecken von Symptomen, die bei der Fallanalyse hilfreich sein könnten. Feine Modalitäten und Empfindungen werden durch die Wirkung von Kortikoiden leicht ausgelöscht, der Balanceakt zwischen „gerade genug" und „zu viel" ist nicht einfach.

6.7 Diätetische Maßnahmen

Abgesehen von der Möglichkeit einer Nahrungsmittelallergie, wie auf S. 92 im Kapitel „Lebensstil und Ernährungsweise" besprochen, gibt es andere Gründe, warum sich eine gewisse Aufmerksamkeit bei diätetischen Fragen auszahlt.
Hautreizung kann durch Übersäuerung des Bluts noch verschlimmert werden, und diese ist das Ergebnis eines zu großen Anteils säurebildender Nahrungsmittel. Das Säure-Basen-Gleichgewicht im Körper kann durch unausgewogene Diät durcheinandergeraten. Jedes Nahrungsmittel ist entweder säure- oder basenbildend. Die übliche Ernährungsweise ist aufgrund der Mengen an Zucker, Kaffee, Milchprodukte, Fleisch und Weißmehl, die wir zu uns nehmen, säurebildend.
Obst und Gemüse sind basenbildende Nahrungsmittel. Sogar anscheinend sehr saure Früchte werden alkalisch, wenn sie im Körper aufgenommen werden. Obst und Gemüse haben die Fähigkeit, Säure zu neutralisieren und das System zu entgiften. Aus diesem Grund kann auch bei Abwesenheit von Allergie der alte Rat, weniger Junkfood und mehr Obst und Gemüse zu essen, bei Ekzempatienten zu deutlichen Besserungen führen. Auch homöopathische Behandlung wirkt besser in nichttoxischer Umgebung.
Biologisch angebauter und nicht gekochter Nahrung sollte so weit wie möglich der Vorzug gegeben werden. Das bessert das Allgemeinbefinden und reduziert die Giftlast auf den Organismus.

6.8 Nahrungsmittelergänzungen

Viele Homöopathen sehen den Einsatz von etwas anderem als homöopathischer Arznei als allopathisch an. Alles, was den allgemeinen Gesundheitszustand aber bessert und die Vitalität positiv beeinflusst, wird dazu

beitragen, dass die Lebenskraft und das Immunsystem besser funktionieren. Die Einnahme geeigneter Nahrungsergänzungen ist nicht allopathischer, als hochwertige Nahrung zu konsumieren.
Omega-6-Fettsäuren, unter denen die aktivste die Gamma-Linolsäure ist, und Omega-3-Fettsäuren, die hauptsächlich im Fisch vorkommen, reduzieren Studien zufolge Ekzemausschläge (British Journal of Dermatology, N° 113 und 117). Menschen, die unter trockener Haut leiden, weisen gewöhnlich ein Omega-3-Fettsäure-Defizit auf. Die beste Quelle für beide genannten Fettsäuren ist Flachssamenöl.
Vitamin A oder seine Vorstufe Betacarotin sind beide nützlich zur Anregung von Zellwachstum und fördern generell die Hautgesundheit. Keratin, das Protein, das für die Straffheit und Weichheit der Haut zuständig ist, braucht Vitamin A.
Ekzempatienten haben niedrige Folsäurespiegel. Es ist wichtig, viel grünes Blattgemüse in die Ernährung einzubauen, oder aber entsprechende Präparate einzunehmen.
Lactobacillus acidophilus kann bei der Sanierung des Darms helfen und die Ansammlung von Toxinen verhindern, die die Ekzeme ungünstig beeinflussen.
Es konnte gezeigt werden, dass die Aminosäuren Histidin und Glutathion die Intensität eines allergischen Ekzems mindern können. Zink bis zu 40 mg pro Tag hilft anscheinend bei Hautproblemen, einschließlich Ekzemen und Psoriasis.
Keine dieser Nahrungsergänzungen wird gute homöopathische Therapie ersetzen können, aber in bestimmten Situation können sie die Wirkung des Mittels in derselben Weise unterstützen, wie es eine gesunde, ausgewogene Ernährungsweise vermag.

7 Materia medica

Diese Materia medica ist mit dem Ziel geschrieben, die Anwendung der beschriebenen Arzneien bei Ekzemfällen zu erleichtern. Man könnte es eine „Arzneimittellehre verkehrt herum“ nennen, da sie mit den charakteristischen Hautsymptomen beginnt und mit den Gemüts- und Allgemeinsymptomen endet. Theoretisch kann jedes Mittel Hautsymptome heilen, aber Mittel, die in der folgenden Aufstellung fehlen, werden doch sehr selten angezeigt sein.

Dieses Kapitel kann auf zweierlei Weise nützlich sein.

Es ist über das „Wesen“ der Polychreste schon so viel geschrieben worden, dass man kaum noch etwas wird hinzufügen können. Allerdings haben viele von ihnen charakteristische Hautsymptome und „Symptomenmatrices“, die nicht vollständig in anderen Büchern beschrieben sind. Das hier Geschilderte basiert auf Erfahrung, Studium des *Repertoriums* und dem, was bereits vorher geschrieben worden ist, und zwar in dieser Reihenfolge. Spekulation wird durchgängig vermieden, nur substanzielle Fakten sind erlaubt. Viele Arzneimittellehren, auch klassische, sind teilweise Überarbeitungen älterer Arbeiten, und es hat immer etwas Beruhigendes, zu wissen, dass eine Materia medica großenteils auf den persönlichen Erfahrungen des Autors aufbaut.

Auch eine Zusammenfassung der bedeutendsten allgemeinen Schlüsselsymptome jedes Mittels ist angeführt. Diese Symptome entstammen denselben Quellen wie oben, in derselben Reihenfolge. Die Knappheit der Information ist Absicht und dient leichterer Benutzung und größerem Verständnis. Hoffentlich findet der Leser diese Zusammenstellung der Schlüsselsymptome auch für andersgeartete Fälle nützlich.

Zweitens gibt es viele kleinere Arzneien, die leicht übersehen werden. Diese teilen manchmal Symptomenkombinationen mit Polychresten, was ihr Auffinden recht schwierig macht, und sie sind unschätzbar, wenn wir eine konsistente Ekzemtherapie abliefern wollen. Aus Gründen, die oben beschrieben sind, ist die Vorstellung von „Ekzemarzneien“ weitestgehend tabu. Tatsache ist, dass viele kleinere Arzneien eine starke Beziehung zur Haut haben und in schweren Fällen außerordentlich hilfreich sind. Sie werden hier in einer Weise dargestellt, die ihre Identifizierung leicht macht.

Sorgfältige und detaillierte Repertorisation kann die Notwendigkeit mildern, große Mengen an Materia-medica-Information im Kopf zu haben. Betrachten Sie z. B. die folgenden Rubriken:

HAUT; SCHMERZEN; brennend; Kratzen verschlimmert
HAUT; HAUTAUSSCHLÄGE; krustig; Gelb
HAUT; HAUTAUSSCHLÄGE; Absonderung, feuchte; Kratzen, nach
HAUT; HAUTAUSSCHLÄGE; Fissuren, mit, rissig
HAUT; HAUTAUSSCHLÄGE; Flecke

Diese fünf Symptome haben nur vier durchgehende Mittel: Calcarea carbonica, Graphites, Petroleum und Viola tricolor. Die Aussicht, ohne diese Art von Repertorisation auf Viola tricolor zu kommen, ist sehr gering.

Alumina

Das Schlüsselwort ist „Trockenheit“. Das ist natürlich nicht alles, und dieses Trockenheits-Thema sollte nicht dazu führen, dass man die Arznei in bestimmten anderen Situationen verwirft.
Alumina ist ein wichtiges Polychrest mit einem reichen Arzneimittelbild. Seine Essenz und seine Geistes- und Gemütssymptome sollten gut beherrscht werden. Es ist auch häufig möglich, darauf zu kommen, wenn kaum oder keine Gemütssymptome vorliegen. Das ist meist bei Kleinkindern der Fall, obwohl hier auch meist Allgemeinsymptome des Mittels vorhanden sind.

Charakteristische Hautsymptome

Trockenheit und Rauheit, Verdickung. Unfähigkeit zu schwitzen.
Risse und Fissuren.
Tiefe und blutende Risse, schlimmer durch Waschen, schlimmer im Winter.
Ausschlag schlimmer im Winter.
Trockener Ausschlag, der nach Kratzen blutet.
Trockener Ausschlag, der nach Kratzen nässt.
Weiße schuppige Ausschläge.

Juckreiz

Juckreiz ohne Ausschlag.
Juckreiz schlimmer bei Wärme, auch bei Bettwärme.
Juckreiz, brennend nach Kratzen. Brennen wechselt ab mit Jucken.
Muss kratzen, bis es blutet oder bis es roh ist.

Kratzen kann bessern, verschlimmern, Jucken ändert den Ort nach Kratzen, oder ist unbeeinflusst durch Kratzen.

Charakteristische Gemütssymptome

Vage, zurückhaltend, unaufmerksam.
Verwirrung über eigene Identität.
Versteht schwer.
Furcht vor Messern und Blut.
Furcht vor Irrsinn.
Inneres gehetztes Gefühl, aber Langsamkeit in der Ausführung.

Nützliche Allgemeinsymptome

Fröstelnd, aber schlimmer bei Wärme.
Besser feucht, schlimmer trocken.
Schlechter durch und Abneigung gegen Kartoffeln.
Verlangen nach Unverdaulichem, Kohle, Kreide etc.
Schlimmer morgens, besser abends.

Apis mellifica

Apis ist bekannt für Pathologien wie Erysipele oder Urtikaria, aber nicht unbedingt eine der ersten Arzneien, an die man bei Ekzemen denkt. Es kann aber in der Ekzemtherapie sehr nützlich sein, wenn die Symptome dafür sprechen. Es ist wichtig, die chronische Apis-Disposition zu kennen, Apis hat aber auch ein paar charakteristische Hautsymptome.

Charakteristische Ekzemsymptome

Ausschläge auf schwitzenden Stellen.
Ausschläge schlimmer von kalter Luft, auch wenn i. a. schlechter durch Hitze.
Rote stechende Ausschläge.
Dermograhismus.
Trockenheit, Abschuppung und Elastizitätsverlust.
Juckende und stechende Bläschen.
Unterdrückte Ausschläge.
Glänzender roter Ausschlag.
Anschwellen der betroffenen Stellen.
Wachsartiges Aussehen der Haut.
Allergische Ausschläge.

Juckreiz

Jucken schlimmer durch kalte Luft, trotz Verschlimmerung durch Hitze.
Jucken auf schwitzenden Stellen.
Brennen und Wehtun.
Juckreiz schlimmer beim Warmwerden im Bett.
Jucken kann besser sein durch Wärme (überraschend bei solch einer warmen Person).
Jucken gewöhnlich schlimmer durch Kratzen.

Charakteristische Gemütssymptome

Geschäftig, fleißig, besser durch Beschäftigung.
Ergebnislose Geschäftigkeit.
Eifersüchtig.
Ungeschickt, zappelig.
Sagt, es gehe einem gut, wenn man krank ist.
Beschwerden wegen unterdrückter Sexualität oder wegen sexueller Exzesse.
Beschwerden wegen Wut, schlechter Nachrichten, Kummer.

Nützliche Allgemeinsymptome

Schlimmer durch Wärme jeder Art – warme Zimmer, Ofenhitze, Sauna, Warmbaden sind unerträglich.
Rechtsseitigkeit.
Folgen von Unterdrückung jeder Art.
Schlimmer durch Berührung und Druck.
Ödematöse Schwellungen.
Durstlosigkeit.

Arsenicum album

Diese Arznei ist leicht zu erkennen aufgrund ihrer gut bekannten mentalen und allgemeinen Symptome. Sie hat auch ein paar nützliche Schlüsselsymptome im Hautbereich, die zu einer zuverlässigen Verschreibung beitragen. Im Falle eines schweren Ekzems, auch wenn einige typische Gemütssymptome wie Pedanterie nicht vorliegen, findet man aber gewöhnlich eine generelle Angst und Unruhe.

Charakteristische Hautsymptome

So viele verschiedene Hautsymptome wie Sulfur.
Kann alles Folgende haben:
Trocken und sehr schuppig. Trocken, blutend nach Kratzen.
Hart und dick, unelastisch.
Bläschen, einschließlich schwarzer oder blutiger Bläschen.
Krusten, weiß oder schwarz.
Absonderung, insbesondere eine wund machende Absonderung.
Geschwürig, eiternd.
Ausschläge abwechselnd mit inneren oder Atemwegssymptomen.
Ausschläge von kalter Luft und von Kaltwerden.
Ausschläge nach Kratzen, und Verdickung der Haut nach Kratzen.
Brennen nach Kratzen.
Anschwellung der betroffenen Stellen, Anschwellen nach Kratzen.

Juckreiz

Juckreiz besser durch Wärme. Auch kochend heißes Wasser bessert.
Jucken abwechselnd mit Brennen.
Besser, wenn es blutet.
Schlimmer nachts.
Muss kratzen, bis es blutet oder roh ist.
Juckreiz meistens schlimmer durch Kratzen, kann auch besser nach Kratzen sein.
Entkleiden verschlimmert.
Juckreiz ohne Ausschlag.
Ameisenlaufen. Gefühl von Würmern unter der Haut.

Charakteristische Gemütssymptome

Unsicherheit, Abhängigkeit.
Ängstlichkeit – Tod, Armut, Krankheit, Alleinsein, Räuber, Krebs.
Pedantisch, ordentlich und gewissenhaft.
Nörgelig.
Geizig, Besitz ergreifend.
Ruhelose große Angst.

Nützliche Allgemeinsymptome

Ruhelosigkeit.
Kälte. Besser durch Wärme.
Scharfe Absonderungen, brennende Empfindungen und Absonderungen.

Verschlimmerung nachts, besonders von Mitternacht bis 3 Uhr.
Periodizität.
Verlangen nach Fett, sauren Dingen, kalten Getränken in kleinen Schlucken.
Abneigung gegen Süßes (auch Verlangen), Fett, Mehlspeisen.
Schlimmer durch kalte Speisen, Obst, Fett.

Belladonna

Belladonna wird zu oft als Akutarznei gesehen oder als Mittel bei Fieberzuständen. Natürlich ist es mehr als das. Für die Ekzembehandlung wird es nicht sehr häufig benötigt werden, in manchen schweren Fällen aber ist es unersetzlich. Es ist nahezu ausschließlich indiziert bei plethorischen Individuen mit feurigem Temperament. Kinder sind häufig aggressiv und furchtlos.

Charakteristische Ekzemsymptome

Feurig rote Ausschläge. Flecken.
Glänzende Ausschläge wie bei Apis.
Rote Streifen nach Kratzen.
Trockene brennende Ausschläge mit Abschuppung.
Feuchte Ausschläge nach Kratzen.
Unterdrückte Ausschläge.
Anschwellen betroffener Stellen.
Entzündete und schmerzende Bläschen, Bläschen treten nach Kratzen auf.

Juckreiz

Jucken mit Stechen.
Jucken besser durch Kratzen.
Jucken unverändert durch Kratzen.

Charakteristische Gemütssymptome

Energisch, plethorisch, temperamentvoll.
Aggressiv.
Möchte beißen, schlagen, stoßen, an den Haaren ziehen.
Schlägt mit dem Kopf an die Wand vor Wut.
„Ein Engel, wenn gesund, ein Teufel, wenn krank."
Furcht vor Tieren, Hunden.
Furchtlosigkeit, Wagemut.

Nützliche Allgemeinsymptome

Plötzlicher heftiger Beginn.
Rechtsseitig.
Verschlimmerung um 15 Uhr.
Schlimmer bei Hitze, besonders der Sonne.
Empfindlich auf Licht, Knarren, Lärm.
Schlimmer von unterdrücktem Schweiß, von Berührung, Bewegung, Luftzug, Haarewaschen.

Berberis vulgaris

Diese Arznei ist bekannt für ihre Beziehung zum Harntrakt. Wenn sie in Ekzemfällen indiziert erscheint, können begleitende Nierenbeschwerden vorhanden sein. Die Hautsymptome können mit einer toxischen oder Säurebelastung des Systems in Folge einer Nierenschwäche in Verbindung stehen.

Charakteristische Ekzemsymptome

Ausschläge lassen eine umschriebene Pigmentierung oder braune Flecken zurück.
Fleckige Ausschläge.
Ekzem auf den Händen.
Schmerzende rote Pusteln.

Juckreiz

Jucken besser durch kalte Luft, kaltes Wasser oder kalte Anwendungen.
Jucken schlimmer nachts.
Jucken mit Brennen.
Kratzen verschlimmert.
Wandernder Juckreiz

Charakteristische Gemütssymptome

Nur einwertige Gemütssymptome im *Repertorium*.
Dunkelheit verschlechtert.
Sieht Gestalten in der Dunkelheit.
Geistig erschöpft.

Nützliche Allgemeinsymptome

Ausstrahlende Schmerzen.
Sprudelnde Empfindungen.
Gefühllosigkeit.
Linksseitig.
Beziehung zu den Nieren.

Bovista

Der Bovist, ein Pilz, ist ein Mittel, das leicht übersehen wird, aber bei sorgfältiger Repertorisation ist es erstaunlich zu sehen, wie oft es tatsächlich in Ekzemfällen angezeigt ist.

Charakteristische Ekzemsymptome

Risse und brennende Ausschläge.
Ekzem der Hände und Kniebeugen.
Ausschläge, die nach Kratzen bluten.
Ausschläge nach Kratzen.
Ausschlag, entweder trocken oder feucht, nach Kratzen.
Nässende Schuppen.
Brennende Bläschen.
Geschwollenheit der betroffenen Stellen.
Ungesunde Haut, jeder Kratzer eitert.

Juckreiz

Schlimmer durch Wärme, auch Bettwärme.
Schlimmer nachts.
Bluten nach Kratzen, muss kratzen, bis es blutet oder roh ist.
Jucken mit Brennen.
Entkleiden verschlimmert.
Jucken entweder besser, schlechter oder unverändert durch Kratzen.

Charakteristische Gemütssymptome

Ungeschickt beim Sprechen und Handeln. Stammelt, lässt Dinge fallen.
Verwirrung.
Gefühl der Vergrößerung von Körperteilen.
Geschwätzigkeit, Offenherzigkeit.

Nützliche Allgemeinsymptome

Neigung zur Anschwellung.
Schlimmer während Menses.
Schlimmer bei Vollmond.
Schlimmer von Warmwerden.
Besser durch Essen.

Calcarea carbonica

Calcarea carbonica ist das wichtigste Polychrest bei Kleinkindern und ein bedeutendes Antipsoricum, es erstaunt also nicht, dass es so häufig bei Ekzem angezeigt ist. Es ist freilich nicht nur bei infantilem Ekzem nützlich. Bei Erwachsenen wird es meist als „konstitutionelles" Mittel eingesetzt, und meist bei milden bis mittelschweren Ekzemfällen. Es ist eine der häufigsten Arzneien für Ekzem mit Juckreiz, der nicht nachts schlimmer wird.

Charakteristische Ekzemsymptome

Ausschläge am Hinterkopf, auf der Kopfhaut und in den Gelenkbeugen.
Krusten und Schuppen mit blandem Eiter.
Ausschläge schlimmer durch Waschen.
Schlimmer im Winter.
Risse schlimmer im Winter.
Bluten nach Kratzen.
Ausschläge können sein: Flecken, Bläschen, Krusten, trocken und abschuppend.
Milchschorf.
Ausschläge im und um den Nabel herum.

Juckreiz

Gewöhnlich kein sehr heftiger Juckreiz.
Jucken schlimmer morgens im Bett.
Jucken auf schwitzenden Stellen. Muss kratzen, bis es roh ist.
Juckreiz kann besser, schlechter sein oder seinen Ort wechseln nach Kratzen.
Schlimmer nach Baden.

Charakteristische Gemütssymptome

Viele Ängste. Hunde, Dunkelheit, Tod, Krankheit, Höhen, Armut, Irrsinn, Tiere, Insekten, Spinnen.
Hartnäckig.
Langsamkeit.
Verantwortungsbewusstsein.
Empfindlich gegenüber Grausamkeiten und Gruselgeschichten.
Angst, der eigene Zustand könnte bemerkt werden.

Nützliche Allgemeinsymptome

Frostig.
Schlimmer bei feuchter Witterung, Wetterwechsel.
Schlimmer beim Treppensteigen, Aufsteigen, Anstrengung.
Schlimmer bei schwieriger Zahnung.
Saurer Schweiß.
Schlaffheit.
Abneigung gegen Fleisch, Milch, schleimige Speisen, Fett, Kaffee.
Verlangen nach Eiern, Unverdaulichem, Kreide, Eiskrem, stärkehaltigen Speisen, Hummer, Süßigkeiten, Salz, Saurem.
Schlimmer durch trockene Speisen, Milch.

Anmerkung: Calcarea carbonica ist in der Rubrik „Haut; Hautausschläge; Bluten nach Kratzen", aber nicht in der Rubrik „Haut; Juckreiz; muss kratzen, bis es blutet". Die Modalität des Juckens sollte nicht verwechselt werden mit dem für die Art des Ausschlags charakteristischen Symptome.

Calcarea sulfurica

Calcarea sulfurica wird oft als Kombination aus Calcarea carbonica und Sulfur gesehen. Es wird manchmal in Fällen, die Elemente beider Polychreste aufweisen, gebraucht, obwohl das Symptomenbild auch typische Symptome von Calcarea sulfurica haben sollte, damit diese Arznei indiziert ist.

Charakteristische Ekzemsymptome

Krustige Ausschläge, besonders gelbe Krusten.
Ungesunde Haut, schlechte Heilungstendenz, Eiterung.
Eitrige Flecken.

Trockenheit und Abschuppung, gelbe Schuppen.
Risse.
Risse schlimmer nach Waschen und schlimmer im Winter.

Juckreiz

Kratzen bessert.
Jucken mit Brennen.
Schlimmer beim Warmwerden im Bett.

Charakteristische Gemütssymptome

Furcht vor Vögeln, Dunkelheit.
Eifersucht.
Verlassenes Gefühl.
Beklagt sich, dass er nicht genügend geschätzt wird.

Nützliche Allgemeinsymptome

Neigung zu Eiterung.
Warmblütig, aber Hitze, Kälte und Feuchtigkeit verschlimmern.
Verlangen nach frischer Luft, aber Zugluft verschlimmert.
Verlangen nach unreifem Obst.
Abszesse.
Fisteln.
Neigung zu Krupp bei Kindern.

Carcinosinum

Carcinosinum wird meistens auf der Basis von Gemüts- oder Allgemeinsymptomen und der Eigen- oder Familienanamnese verschrieben. Seine Wirksamkeit in manchen Ekzemfällen ist in der Praxis immer wieder bestätigt worden, aber charakteristische Hautsymptome sind dabei nur wenig zu Tage getreten. Es ist eins der Mittel für Jucken ohne Ausschlag, und das Ekzem ist häufig besser am Meer.
Es gibt zwei Typen der Carcinosinum-Persönlichkeit, den unterdrückten Staphysagria-artigen (freundlich, sanft usw.) und den eher extrovertierten, strahlenden, energischen Typ, der gerne tanzt und aktiv ist. Beide Typen haben Gewissenhaftigkeit und Empfindlichkeit. Die Empfindlichkeit erscheint in Form einer sehr mitfühlenden Art und in der Sensibilität gegenüber Ermahnungen.

Carcinosinum steht in der Rubrik „Gemüt; Beschwerden nach Ermahnung“ und „Gemüt; Leicht beleidigt“ und dies sind allgemeine Charakteristika von Carcinosinum-Kindern, wie auch Hartnäckigkeit und Sturheit. Furcht vor Gewitter und Furcht vor Dunkelheit lassen an Phosphorus denken. Die Gewissenhaftigkeit drückt sich auch als Perfektionismus und Ehrgeiz aus. Zahlreiche ausgeprägte Verlangen und Abneigungen könne auch auf die Spur von Carcinosinum führen.
Lassen Sie sich nicht abschrecken, wenn Carcinosinum angezeigt zu sein scheint, aber keine passende Familienvorgeschichte vorhanden ist. Es muss ja irgendwo anfangen!

Charakteristische Gemütssymptome

Gewissenhaft, pedantisch, perfektionistisch, pflichtbewusst.
Fleißig.
Mitfühlend.
Empfindlich gegenüber sinnlichen Eindrücken.
Sentimental und gefühlsbetont.
Sture Kinder.
Vorwegnehmende Angst.
Zuneigung zu Tieren.
Tanzt gern.
Liebt Gewitter.
Verlangen zu reisen.
Vorgeschichte emotionaler Unterdrückung und Beherrschung durch andere.
Nägelkauen.

Nützliche Allgemeinsymptome

Gesundheitsprobleme seit Drüsenfieber (never well since).
Familiengeschichte von Krebs, Tuberkulose, Diabetes.
Vorgeschichte von sehr häufiger oder absolut gar keiner akuter Krankheit.
Schlechter oder besser am Meer.
Schläft in Genupektorallage oder auf dem Bauch.
Blaue Skleren.
Café-au-lait-Flecken und -Hauttönung.
Verlangen nach Fett, Eiern, Schokolade, Gewürzen, Butter, Obst, Salz, Süßem, Eiskrem, Essig.
Abneigung gegen Fett, Eier, Süßes, Obst, Milch.

Cicuta virosa

Diejenigen, die das *Repertorium* nicht so gut kennen, werden nicht wissen, dass Cicuta dreiwertig in der Rubrik „Ekzem“ steht. Cicuta hat eine interessante Kombination aus Gemüts- und Allgemeinsymptomen, von denen einige fast sicher vorhanden sein werden, wenn das Mittel bei Ekzem angezeigt ist. Auf der emotionalen Ebene fällt besonders das kindliche bis kindische Verhalten auf.

Charakteristische Ekzemsymptome

Krustige, schuppige Ausschläge.
Krustenbildung nach Kratzen. Besonders gelbe Krusten.
Feuchter Ausschlag, Absonderung nach Kratzen. Eczema madidans.
Eiterung.
Auch Bläschen. Konfluierende Bläschen und Pusteln.
Harte Verdickung der Haut.
Beziehung zu Kopfhaut und Gesicht.
Ekzem der Kopfhaut und Meningitis.

Juckreiz

Häufig nicht sehr stark. Kann Ausschlag ohne Juckreiz haben.
Jucken mit Brennen.
Kratzen bessert.

Charakteristische Gemütssymptome

Kindisches, naives Verhalten.
Argwöhnisch.
Furcht vor Männern.
Hass, Verachtung.
Gewalttätig.
Mitfühlend.
Abneigung gegen Gesellschaft.
„Schreckliche und traurige Geschichten nehmen den Patienten sehr mit.“

Nützliche Allgemeinsymptome

Neigung zu Krämpfen, Schütteln und Zucken.
Beschwerden nach Kopfverletzung.
Schlimmer durch Berührung.

Verlangen nach Kreide, Kohle, Holzkohle, Unverdaulichem, rohen Kartoffeln, Kohl, Alkohol.
Schlimmer durch Milch.
Frostig.

Clematis erecta

Eine sykotische und syphilitische Arznei von unschätzbarem Wert in jeder Praxis mit hohem Hautanteil. Kann wie eines der Polychreste aussehen, besonders Sulfur, mit dem es viele Modalitäten gemeinsam hat. Die Arznei kann in schweren Ekzemfällen verwendet werden, bei denen die Haut- die Hauptsymptome sind, sie kann aber auch ein umfangreicheres Spektrum mit ihren Harn-, Drüsen-, Schleimhaut- und Augensymptomen abdecken.

Charakteristische Ekzemsymptome

Waschen verschlimmert, besonders in kaltem Wasser.
Wie Sulfur kann es viele Arten von Ausschlägen haben:
Bläschen, juckend oder schmerzend, wässrig oder gelb.
Trockene brennende Ausschläge mit Abschuppung.
Feuchte und krustige Ausschläge mit wund machender Absonderung.
Pusteln und Eiterung.
Ausschläge am Hinterkopf und den unteren Gliedmaßen.

Juckreiz

Schlimmer nachts.
Schlimmer Wärme, Bettwärme.
Schlimmer durch kaltes Wasser.
Unverändert durch Kratzen oder gebessert durch Kratzen.

Charakteristische Gemütssymptome

Wenige nützliche Geistes- und Gemütssymptome.
Empfindlich gegenüber allen äußeren Eindrücken.
Heimweh, deshalb Beschwerden.
Abneigung gegen Gesellschaft, aber fürchtet Alleinsein.

Nützliche Allgemeinsymptome

Beziehung zu Drüsen, besonders den Hoden.
Rechtsseitig.
Folgen unterdrückter Gonorrhö.
Besser durch Schwitzen.

Croton tiglium

Dieses kleine Mittel aus dem Öl der Purgierkörner hat eine besondere Beziehung zur Haut und zu den Schleimhäuten, besonders der Gedärme. Es ist eins der Mittel für alternierende Beschwerden, z. B. Durchfall wechselt ab mit Ausschlägen oder Asthma wechselt ab mit Ausschlägen.

Charakteristische Ekzemsymptome

Bläschenförmige und pustulöse Ausschläge.
Zusammenstehende Bläschen, die verschorfen, wenn sie aufbrechen.
Entzündete und schuppige Pusteln.
Beziehung zur Genitalregion, zum Gesicht, zum Kopf.
Alternieren von Ekzem und inneren Beschwerden.
„Gefühl wie eingeschnürt."

Juckreiz

Intensiver Juckreiz.
Brennen und Stechen.
Jucken wechselt ab mit Brennen.
Kratzen verschlimmert, aber leichtes Reiben bessert.
Kratzen bessert in manchen Fällen, allerdings leichtes Kratzen.
Jucken schlimmer nachts.
Wärme bessert gelegentlich.

Charakteristische Gemütssymptome

Nicht sehr viele Symptome.
Angst und Furcht – gewöhnlich begleitet von Durchfall.
Selbstsucht, Egoismus.
Reizbarkeit oder Angst beim Juckreiz.

Nützliche Allgemeinsymptome

Durchfall schlimmer von der geringsten Nahrungsaufnahme.
Schlimmer durch Waschen.
Schlimmer im Sommer.
Schlimmer nachts.
Gefühlsmäßig besser in frischer Luft.

Dulcamara

Dulcamara ist eines der Mittel, die man „kleinere Polychreste" nennen könnte, weil es nicht so häufig gebraucht wird wie beispielsweise Lycopodium oder Pulsatilla, aber ein sehr reiches und tiefgehendes Arzneimittelbild hat. Die Verschreibung kann sich allein auf die charakteristischen Hautsymptome gründen, z. B. bei Kleinkindern, oder auf die interessanten Geistes-, Gemüts- und Allgemeinsymptome.
Obwohl es mit Ekzem im allgemeinen nicht so sehr in Verbindung steht, sollte die Neigung von Dulcamara zu Urticaria und zu Herpes nicht unerwähnt bleiben.

Charakteristische Ekzemsymptome

Krustige Ausschläge – feucht, braun, gelb, dick.
Auch Pickel, Pusteln und Bläschen.
Waschen verschlechtert.
Kaltwerden verschlechtert.
Schlimmer vor und während Menses.
Schlimmer im Winter.
Eczema madidans.
Ausschläge, die nach Kratzen erscheinen.
Ausschläge bluten oder nässen nach Kratzen.
Haut kann hart, dick und unelastisch werden.
Unterdrückte Ausschläge.

Juckreiz

Unverändert durch Kratzen.
Schlimmer nachts.
Schlimmer von Bettwärme, kann aber besser von allgemeiner Wärme sein.
Schlimmer in kalter Luft.

Muss kratzen, bis es roh ist.
Entkleiden verschlimmert.
Schlimmer um die Menses herum.

Charakteristische Gemütssymptome

Rechthaberisch, nörgelig.
Angst um andere. Überbesorgt um Familie.
Die „Glucke“.
Schimpfen, ohne böse zu sein.

Nützliche Allgemeinsymptome

Schlimmer durch kalte Anwendung, wenn ihm heiß ist.
Schlimmer durch Temperaturwechsel.
Schlimmer durch feuchte Kälte.
Schlimmer durch kalte Luft.
Schlimmer durch unterdrückte Ausschläge.
Schlimmer im Herbst.
Besser in Wärme und trockenem Wetter.
Abneigung gegen Kaffee.
Schlimmer von kalten Speisen und Getränken.

Graphites

Jeder guter Homöopath wird sich in den Hautsymptomen von Graphites einigermaßen auskennen, ist es doch eins unserer größten Antipsorica seit Hahnemanns Zeiten. Die Hautsymptome sind so charakteristisch, dass die Arznei häufig auch ohne Repertorisation verschrieben werden kann. Sie ist allerdings auch eine der am häufigsten zu Unrecht verschriebenen Arzneien in Ekzemfällen.

Charakteristische Ekzemsymptome

Viele Symptome, aber charakteristisch ist die honigartige, klebrige Absonderung.
Risse und Fissuren, tief, blutend und schlimmer im Winter.
Trockenheit, Rauheit, Sprödigkeit.
Feuchte, krustige Ausschläge. Krusten nach Kratzen.
Absonderung entweder roh machend oder stinkend, fötide.
Ausschläge in Flecken.
Juckende, brennende Bläschen.

Ausschläge abwechselnd mit inneren Beschwerden.
Unterdrückte Ausschläge.
Schlimmer vor und während der Menses.

Juckreiz

Brennen und Prickeln beim Juckreiz.
Muss kratzen, bis es roh ist.
Schlimmer nachts, durch Bettwärme.
Schlimmer vor und während der Menses.
Jucken ohne Ausschlag.
Wandernder Juckreiz.
Kratzen verschlimmert.

Charakteristische Gemütssymptome

Unentschlossen. Schüchtern, Mangel an Selbstvertrauen.
Pedantisch, gewissenhaft.
Nervöse Unruhe.
Vorahnung.
Wechselnde Stimmungen
Weint bei Musik.
Dumpfheit und Müdigkeit beim Erwachen.

Nützliche Allgemeinsymptome

Frostig, empfindlich für Luftzug, aber häufig Hitzewallungen.
Besser in frischer Luft.
Schlimmer beim Erwachen.
Fettsucht.
Verschlimmerung durch Unterdrückung.
Neigung zu Fissuren.
Schlechter von hellem Licht.
Abneigung gegen Fisch, Salz, Süßes, Fleisch.
Verlangen nach Hühnchen, Bier.

Hepar sulfuris

Die Erfahrung lehrt, dass dieses Mittel besonders in den akuten Stadien eines Ekzems angezeigt ist. Das gilt vermutlich für die meisten Hepar-Situationen: sie sind meist akut oder subakut, obgleich der konstitutionelle Hepar-Typ durchaus auch existiert.

Charakteristische Ekzemsymptome

Risse und schmerzhafte, empfindliche Ausschläge.
Schlimmer im Winter.
Ungesunde Haut, Entzündung, Eiterung.
Kann trocken sein, feucht, mit Pickeln, Pusteln, Schuppen, Bläschen oder Flecken.
Stinkende Ausschläge, speziell in den Beugen.
Dünne scharfe Absonderungen.
Ausschläge nach Kratzen.

Juckreiz

Mit stechenden, splitterartigen Schmerzen.
Kalte Luft verschlechtert.
Wärme bessert.
Muss kratzen, bis es roh ist.
Wolle verschlimmert.
Entkleiden verschlimmert.
Kratzen bessert.

Charakteristische Gemütssymptome

Überempfindlich und verletzlich gegenüber allem.
Reizbar, ungeduldig, gehetzt.
Unhöflich, unangenehm. Bedrohlich.
Heftige Wut. Impulse, mit dem Messer zuzustechen und/oder zu töten.
Will Feuer legen. Träume von Feuer.

Nützliche Allgemeinsymptome

Sehr frostig. Luftzug verschlechtert.
Aufdecken verschlechtert.
Schmerzempfindlich.
Widerwärtige Gerüche.
Splitterschmerzen.
Drüsenschwellung.
Schlechter in trockener Luft, besser in feuchter.
Besser durch Wärme
Schlimmer im Winter.
Verlangen nach Essig, Saurem, Gewürzen, scharfen Sachen, Fett.
Abneigung gegen Käse, Fettes.

Ignatia

Ignatia wird immer nur als akutes Kummermittel gesehen. Wenn die Wurzel eines Ignatia-Zustandes auch immer in der emotionalen Ebene zu finden ist, ist das Bild nicht immer das eines akuten oder emotionalen Problems. Ignatia deckt nahezu jeden vorstellbaren Krankheitsprozess, und nicht zuletzt eben auch Hautkrankheiten.

Charakteristische Ekzemsymptome

Die Anwendung bei Urtikaria infolge emotionaler Ursachen soll nicht unerwähnt bleiben.
Ursachen in der emotionalen Sphäre.
Trockenheit und Rissigkeit.
Ekzem um die Augen oder den Mund herum.
Flecken oder Bläschen.

Juckreiz

Mit stechenden, brennenden und bohrenden Schmerzen.
Juckreiz lässt nach, wenn der Schmerz kommt.
Schlimmer durch Wärme.
Ändert den Ort beim Kratzen.
Kratzen bessert.

Charakteristische Gemütssymptome

Beschwerden von enttäuschter Liebe, Enttäuschung, Kummer, Ärger.
Stiller Kummer.
Unterdrückter Ärger, Ärger mit stillem Kummer.
Entrüstung, sensibel gegenüber Ungerechtigkeit.
Idealistisch, romantisch.
Gewissenhaft.
Trost verschlechtert.
Abwechselnde und widersprüchliche Zustände.
Leicht beleidigt, defensiv.
Angst vor Vögeln.
Seufzen.

Nützliche Allgemeinsymptome

Besser oder schlechter durch Kaffee.
Schlechter von Tabakrauch.
Schlechter in kalter Luft.

Paradoxe Symptome.
Schlechter nach Süßigkeiten.
Besser bei Lagewechsel und Reisen.
Verlangen nach Saurem, Brot, Butter, Käse.
Abneigung gegen Obst, Fleisch, Tabak.

Juglans cinerea

Die Butternuss, die der Walnuss ähnlich ist, ist eine Arznei, die häufig verdutzte Gesichter hervorruft, wenn sie in Lehrsituationen erwähnt wird. Als guter Homöopath sollte man aber sein gesamtes Arsenal gut kennen. Wenn Sie eines dieser kleinen Mittel nur ein einziges Mal mit Erfolg einsetzen, haben Sie sich und dem Patienten einen Dienst erwiesen. Sehr kleine Mittel gehen in einer größeren Repertorisation gerne unter, folglich ist es wichtig, sie so gut wie möglich zu kennen.

Charakteristische Ekzemsymptome

Ausschläge auf der behaarten Kopfhaut, den Augenlidern, Handgelenken, Handrücken und Beinen.
Fleckenförmige Ausschläge.
Pusteln auf den Extremitäten.
Feuchte Ausschläge, Schuppen.

Juckreiz

Kratzen bessert.
Schlimmer von Warmwerden im Bett.
Wandernder Juckreiz.

Charakteristische Gemütssymptome

Nicht sehr viele. Kann geistige Müdigkeit haben, Verwirrung, schlechtes Gedächtnis.
Reizbare Kinder.

Nützliche Allgemeinsymptome

Anstrengung bessert.
Leberprobleme mit Durchfall und Hinterkopfschmerzen.

Kali sulfuricum

Diese Arznei repräsentiert hier in gewisser Weise alle Kalium-Salze, die alle Ekzem in ihrem Mittelbild haben können. Kali sulfuricum ist am ehesten hilfreich, möglicherweise aufgrund der Sulfur-Komponente. Alle Kali-Salze, so Geistes- und Gemütssymptome vorhanden sind, haben eine vergleichbare Einstellung zum Leben. Sie sind sauber, nicht gerade abenteuerlustig und sehr starr in ihren Ansichten. Kali sulfuricum wird gerne wegen seiner Modalitäten und Allgemeinsymptome mit Pulsatilla und Sulfur verwechselt.

Charakteristische Ekzemsymptome

Schuppige, reichliche Abschilferung, besonders mit gelben Schuppen.
Krustige Ausschläge.
Feuchte gelbe Krusten.
Risse.
Feuchter Ausschlag, besonders mit gelber Absonderung.
Eiterndes Ekzem.

Juckreiz

Schlimmer durch Wärme, besonders Bettwärme.
Jucken mit Brennen.
Brennen nach Kratzen.

Charakteristische Gemütssymptome

Reinlich, starr, wenig flexibel.
Gehetzt und reizbar.
Angst besser in frischer Luft.
Furcht vor Tod, Fallen, Menschen.
Schlimmer durch Trost.

Nützliche Allgemeinsymptome

Schlimmer durch Wärme.
Besser in frischer Luft.
Schlimmer durch Wärme, aber Zugluft verschlechtert (sulph.)
Neigung zu Eiterung.
Abneigung gegen Eier, Fisch, Fleisch und warme Speisen.
Verlangen nach Süßem.
Besser von Bewegung, besonders in frischer Luft.

Lachesis

Die bekannteste Schlangenarznei muss nicht lange vorgestellt werden. Allerdings ist Lachesis in Situationen erfolgreich eingesetzt worden, besonders bei kleinen Kindern, wo die normalerweise übermächtigen Geistes- und Gemütssymptome nicht vorhanden waren. Im Bereich der Dermatologie ist Lachesis eher für Geschwüre als für Ekzeme bekannt, aber wie alle großen Polychreste kann es bei einer großen Bandbreite pathologischer Veränderungen wirksam sein. Wenn Lachesis angezeigt scheint, sollten die anderen Schlangenmittel mitbedacht werden. Mittel wie Elaps, Naja, Vipera und andere kommen möglicherweise nicht so weit nach vorn in der Repertorisation wie Lachesis und können leicht übersehen werden.

Charakteristische Ekzemsymptome

Das Aussehen legt oft das Mittel nahe: bläuliche oder schwärzliche Verfärbung, umschriebene Pigmentierung, wo der Ausschlag war, Ausschläge auf behaarten Stellen.
Flecken, Risse, Krusten, Bläschen, Pusteln (schwarz), Eiterung.
Absonderung, gewöhnlich blutig, nach Kratzen.
Fötide Ausschläge.
Trockene, inaktive Haut.
Unterdrückte Ausschläge.
Ekzem abwechselnd mit Asthma.
Ekzem im Frühjahr.
Anschwellen der betroffenen Stellen.
Haut verdickt nach Kratzen.

Juckreiz

Schlimmer nachts.
Muss kratzen, bis es roh ist.
Kratzen verschlimmert.
Jucken ohne Ausschlag.
Schlimmer durch Warmwerden.

Charakteristische Gemütssymptome

Geschwätzig, extrovertiert, leidenschaftlich, überschäumend.
Misstrauisch, eifersüchtig, neidisch.
Geistig rege, gutes Gedächtnis, spinnt Theorien (theorising).

Religiös, abergläubisch.
Fanatismus.
Furcht vor Schlangen.

Nützliche Allgemeinsymptome

Heiß, schlimmer durch Warmwerden und in warmen Räumen.
Schlimmer beim Erwachen und nach langem Schlaf.
Linksseitig.
Besser durch Absonderungen.
Schlimmer in feuchtem Wetter, im Frühling und Sommer.
Purpurfarbene Verfärbung.
Schlimmer vor Menses und während Menopause.

Lycopodium

Die Verwandtschaft von Lycopodium und Sulfur ist wohl bekannt. Ihre Hautsymptome sind fast ununterscheidbar. Selten wird Lycopodium mit Erfolg verschrieben, wenn nicht eine emotionale Ätiologie oder eine starke emotionale Komponente im Fall vorhanden ist. Wenn Kleinkinder einen Lycopodium-Zustand zeigen, handelt es sich oft um Zustände, die von der Mutter vererbt sind.

Charakteristische Ekzemsymptome

Ausschläge mit begleitenden Harnwegs-, Magen- oder Leberbeschwerden.
Krustige Ausschläge.
Feuchte fötide Krusten, oder trocken, aber blutend oder nässend nach Kratzen.
Ausschläge auf schwitzenden und behaarten Stellen.
Risse.

Juckreiz

Schlimmer abends.
Schlimmer auf schwitzenden Stellen.
Muss kratzen, bis es roh ist.
Schlimmer durch Wärme.

Charakteristische Gemütssymptome

Hochmütig, arrogant, diktatorisch. Solches Betragen zeigen sie gewöhnlich nur in vergleichsweise ungefährlichen Situationen, wenn sie sich

sicher fühlen, es ist eine Kompensierung der folgenden zugrunde liegenden Probleme:
Mangel an Selbstvertrauen, Feigheit.
Intellektuell.
Verträgt keinen Widerspruch.
Furcht vor Verantwortung und Neuem.
Neigung zu antizipatorischer Angst.
Hilflosigkeit.
Angst um die Gesundheit.

Nützliche Allgemeinsymptome

Schlimmer zwischen 16 und 18 Uhr.
Rechtsseitig oder erst rechts, dann links.
Schlimmer vom Druck der Kleidung.
Schlimmer durch Wärme, aber Zug verschlechtert.
Verlangen nach Süßem, Oliven, warmen Speisen und Getränken.
Abneigung gegen Bohnen, Erbsen, Hummer.
Zwiebeln, Hummer, Kohl verschlechtern.
Schlimmer beim Erwachen.
Schlimmer durch Fasten.

Manganum

Manganum ist eine Arznei, die sich sozusagen verkleiden kann, beispielsweise als Mercurius, Natrum muriaticum oder Sulfur, und deshalb häufig übersehen wird. Sie rangiert irgendwo zwischen den kleinen Mitteln und den Polychresten und hat ein klar umrissenes Mittelbild, das man kennen sollte.

Charakteristische Ekzemsymptome

Schmerzhafte Risse, besonders in den Beugen.
Schlimmer im Winter.
Stellen und Flecken.
Allgemeine Empfindlichkeit der Haut.
Schlechte Heilung, Eiterung.
Ausschläge in den Gelenkbeugen.
Schlimmer durch Baden im Meer.

Juckreiz

Schlimmer auf schwitzenden Hautstellen und von Schwitzen.
Wärme kann verschlimmern oder bessern.
Kratzen kann verschlimmern oder bessern.
Wandernder Juckreiz.
Muss kratzen, bis es roh ist.

Charakteristische Gemütssymptome

Reserviert, düster, mürrisch.
Hass und Rachlust.
Kummer.
Musik verschlimmert.
Abneigung gegen Gesellschaft und Konversation.
Neigung, die Stirn zu runzeln.

Nützliche Allgemeinsymptome

Niederlegen bessert.
Beziehung zu den Ohren, dem Larynx und dem Periost.
Allergie gegen Federn.
Schlimmer durch Feuchtigkeit.
Schlimmer nachts.

Medorrhinum

Medorrhinum steht nicht in der „Ekzem"-Rubrik des *Complete Repertory*, kann aber wie alle Nosoden zu seiner Behandlung beitragen. Es wird vielleicht nicht so häufig benötigt wie Psorinum oder Tuberculinum, es sollte in sykotischen Fällen berücksichtigt werden, wenn entweder ein feuchtes Ekzem vorliegt oder Jucken ohne Ausschlag, auch wenn es in der Repertorisation nicht sehr weit nach vorne kommt. Medorrhinum hat interessanterweise „Jucken schlimmer nachts" trotz der sonstigen allgemeinen nächtlichen Besserung.

Charakteristische Ekzemsymptome

Allergisches Ekzem.
Fötide, krustige Ausschläge.
Rötliche Verfärbung bleibt zurück nach Verschwinden des Ausschlags.
Blutendes Ekzem.
Ausschläge schlimmer vor und während der Menses.

Juckreiz

Schlimmer abends und nachts.
Leichtes Reiben bessert.
Unverändert durch Kratzen.
Jucken ohne Ausschlag.
Denken an die Beschwerden verschlimmert.
Entkleiden verschlimmert.

Charakteristische Gemütssymptome

Extreme in Stimmung und Verhalten.
Eilig, Zeit vergeht zu langsam.
Vorgreifend (anticipatory).
Wie in einem Traum, losgelöst von der Realität.
Nägelbeißen.
Hellsichtigkeit.
Selbstsucht, Egoismus.
Weint beim Erzählen der Symptome.
Furcht vor Dunkelheit, davor nachts alleine zu sein, dass jemand hinter ihm sei, vor Unglück, Irrsinn.
Schwaches Gedächtnis.

Nützliche Allgemeinsymptome

Tagesverschlimmerung.
Besser von Auf-dem-Bauch-Liegen.
Besser von Anfächeln und von frischer Luft.
Besser oder schlechter von Feuchtigkeit.
Besser am Meer.
Schlechter vor und während eines Sturms.
Verlangen nach Süßem, Salz, Fett, Alkohol, Fisch, unreifem Obst, Eis, Orangen.
Abneigung gegen Auberginen, schleimige Speisen, Süßes.

Mercurius solubilis

Dies ist eine der Arzneien, die ich am häufigsten und erfolgreichsten verschrieben habe. Was die Frage aufwirft: Warum ist das so? Besteht vielleicht eine Verbindung zu Amalgamfüllungen? Mercurius erscheint in 458 Rubriken im Haut-Kapitel des *Complete Repertory*. Was auch immer der Grund ist, seine Wirkung kann in einigen der schwersten Fälle sehr tief reichen, besonders wenn sehr intensives Jucken vorliegt, das nachts und von Wärme schlimmer ist.

Charakteristische Ekzemsymptome

Feuchte und blutende Ausschläge.
Bluten nach Kratzen.
Fötider, strenger Geruch der Ausschläge, auch wenn die Absonderungen spärlich sind.
Dicke Krusten, Bläschen oder Pusteln.
Tiefe, blutende Risse.
Schlimmer im Winter.
Schlimmer an behaarten Stellen.
Absonderung greift die Haare an.
Geschwürbildung und Eiterung.

Juckreiz

Kann sehr intensiv und quälend sein.
Schlimmer abends und nachts.
Wärme verschlechtert.
Wolle verschlechtert.
Schwitzen verschlechtert.
Entkleiden verschlechtert.
Kratzen kann bessern oder verschlechtern.
Muss kratzen, bis es roh ist.
Jucken ohne Ausschlag.

Charakteristische Gemütssymptome

Schlüsselsymptome sind mangelnde Stabilität und Überempfindlichkeit.
Verschlossene, misstrauische Personen.
Wahnidee, jeder sei ein Feind. Leicht beleidigt.
Stottern.
Gewalttätige Impulse.
Inneres gehetztes Gefühl mit Langsamkeit bei der Ausführung.
Anarchist, Ungehorsam, herausfordernd.

Nützliche Allgemeinsymptome

Schlimmer nachts.
Schlimmer von Schwitzen und leichtem Schwitzen.
Schlimmer von Warmwerden, oder Hitze und Kälte verschlimmern.

Empfindlich gegenüber Wetteränderungen und Zugluft.
Widerwärtige Gerüche.
Drüsenprobleme, Speichelfluss.
Schlimmer bei Liegen auf der rechten Seite.
Zittern und Unruhe.
Verlangen nach Brot und Butter, Zitronen.
Abneigung gegen Süßes, Kaffee, Salz, Fett.

Mezereum

Ein Mittel, das Symptome mit Sulfur gemein hat, nicht zuletzt deswegen, weil der Schwerpunkt der Pathologie auf der Haut liegt. Es ist eines der Hauptekzemmittel, mit einem Bild, das relativ leicht zu erkennen ist.

Charakteristische Ekzemsymptome

Krusten und Schuppen mit darunter liegendem eitrigem Gewebe.
Auch Pusteln und Bläschen und Abschuppung.
Ausschläge abwechselnd mit Asthma.
Waschen verschlimmert.
Schlimmer im Winter.
Ekzem nach Impfung.
Häufig Ausschläge im Gesicht, um die Augen und den Mund.
Bluten nach Kratzen.

Juckreiz

Intensiver Juckreiz.
Schlimmer abends und nachts.
Schlimmer durch Wärme, besser im Kalten (obwohl generell sehr frostig).
Jucken ohne Ausschlag.
Brennen.
Kratzen verschlimmert gewöhnlich, kann aber auch kratzen, bis rohes Fleisch kommt, dann Erleichterung.
Jucken ändert den Ort beim Kratzen, wandert.
Entkleiden verschlimmert.

Charakteristische Gemütssymptome

Angst wird im Magen gefühlt.
Vorgreifend (anticipatory).
Indifferenz.
Verlangen nach Gesellschaft.

Nützliche Allgemeinsymptome

Schlimmer nachts.
Schlimmer nach Unterdrückung.
Mangel an Lebenswärme (obgleich die Haut schlimmer ist durch Wärme).
Beziehung zu Nerven und Knochen.
Folgen von Impfung.
Neigung zu Herpes.
Verlangen nach Fett, Speck, Schinken.

Natrum muriaticum

Dieses Polychrest ist allen Homöopathen geläufig, besonders seine Beziehung zu Kummer. Unnötig zu erwähnen, dass sicher eine emotionale Komponente im Fall ist, wenn das Mittel angezeigt ist. Alle Salze haben Ekzem in ihrem Bild, und zwischen ihnen zu differenzieren ist manchmal gar nicht so einfach. Die Hautsymptome sind in allen Verbindungen sehr ähnlich.

Charakteristische Ekzemsymptome

Befällt meistens die Haarränder, Augenbrauen, die Gegend um den Mund herum, die Hände und Beugen.
Raues, entzündetes Ekzem.
Krustiger Ausschlag mit roh machender Absonderung.
Ausschläge auf behaarten und schwitzenden Stellen.
Schlimmer am Meer und von zu viel Salzgenuss.
Schlimmer von Sonne und Anstrengung.
Neigung zu Urtikaria und Bläschenausschlag.
Aufgesprungene, rissige Haut.
Trockenheit, Unfähigkeit zu schwitzen.
Fettige Haut.
Schlimmer vor Menses.

Juckreiz

Schlimmer durch Anstrengung.
Schlimmer durch Schwitzen.
Schlimmer durch Berührung.
Schlimmer beim Entkleiden.
Schlimmer durch Wolle.

Charakteristische Gemütssymptome

Beschwerden von Kummer und Enttäuschung. Stiller Kummer.
Verlangen, allein zu sein, aber Angst vor Zurückweisung. Genügt sich selbst.
Verweilt bei unangenehmen Erinnerungen. Nachtragend.
Vermeidet, andere zu verletzen und selbst verletzt zu werden. Defensiv.
Mitfühlend.
Schuld.
Trost verschlimmert.
Verschlossen, reserviert, ernst.

Nützliche Allgemeinsymptome

Schlimmer durch Sonnenhitze.
Schlimmer mit der Sonne.
Schlimmer oder besser am Meer.
Schlimmer zwischen 9 und 11 Uhr.
Schlimmer von Mitgefühl.
Periodizität.
Besser in frischer Luft.
Verlangen nach Salz, Bitterem, Brot, Fisch, Hummer, Schokolade, Kaffee.
Abneigung gegen Salz, Fett, Kaffee, Fisch, Brot, Hühnchen, schleimige Speisen.

Nitri acidum

Dieses Mittel kann aussehen wie Natrum muriaticum, besonders auf der emotionalen Ebene. Die Haut produziert Symptome, die sehr charakteristisch und unmittelbar erkennbar sind, oder sie sind subtiler und ähneln denen verwandter Mittel wie Graphites, Hepar, Mercurius, Petroleum, Sepia oder Sulfur.

Charakteristische Ekzemsymptome

Tiefe, blutige Risse.
Bluten nach Kratzen.
Schmerzendes Ekzem, besonders Brennen und splitterartige Schmerzen.
Empfindliche Ausschläge, z. B. gegenüber Berührung.
Ekzem um den Anus und die Genitalien.
Ausschläge auf behaarten Stellen.

Ausschläge, speziell Kruste, in Flecken.
Absonderungen nach Kratzen; roh machend oder Eiter.
Stinkende, widerliche Absonderungen.

Juckreiz

Kalte Luft verschlimmert.
Muss kratzen, bis es blutet.
Jucken ändert den Ort nach dem Kratzen.
Entkleiden verschlimmert.
Wärme bessert.

Charakteristische Gemütssymptome

Angst um die Gesundheit, Furcht vor dem Tode.
Nachtragend, hasserfüllt, bitter, rachsüchtig, streitsüchtig.
Verweilt bei vergangenen unangenehmen Ereignissen.
Quälende Gedanken.
Ärger mit Fluchen.
Unzufrieden.
Zänkisch.
Empfindlich gegenüber allen äußeren Eindrücken.
Selbstsüchtig.

Nützliche Allgemeinsymptome

Schlimmer durch geringe Ursachen.
Schlimmer durch Berührung, Knarren, Lärm.
Kälte.
Besser durch langsame Bewegung.
Splitterschmerzen.
Stark riechender Urin.
Beziehung zu Ecken und Haut-Schleimhaut-Übergängen.
Verlangen nach Fett, Salz, Kalk, Fisch.
Abneigung gegen Käse, Fleisch.

Oleander

Dieses kleine Mittel ist hauptsächlich als Hautmittel bekannt, obwohl es auch eine Beziehung zum Verdauungstrakt hat.

Charakteristische Ekzemsymptome

Prädilektionsstelle ist die behaarte Kopfhaut, besonders am Hinterkopf.
Krustige nässende Ausschläge.
Risse, Abschuppung und Bläschen.
Sehr empfindliche oder schmerzlose Ausschläge.
Trockenheit, Unfähigkeit zu schwitzen.
Taubheit nach Kratzen.
Haut scheuert leicht auf.

Juckreiz

Schlimmer in kalter Luft.
Schlimmer nachts.
Muss kratzen, bis es roh ist.
Kratzen bessert oder verschlechtert.
Entkleiden verschlechtert.
Wandernder Juckreiz.

Charakteristische Gemütssymptome

Verwirrung, schlechte Konzentrationsfähigkeit, wie in einem Traum.
Reizbar, geneigt zu Widerspruch.

Nützliche Allgemeinsymptome

Schlimmer durch Orangen.
Gefühl der Leere.
Allgemeine Schwäche und Dumpfheit.
Schlimmer nach dem Stillen.
In die Höhe steigen (ascending) verschlimmert.
Saures verschlimmert.
Verlangen nach Alkohol, Kartoffeln.
Abneigung gegen Käse.

Petroleum

Petroleum ist hauptsächlich ein Hautmittel und wird selten für etwas anderes verwendet, außer vielleicht bei Seekrankheit. Es ist eines der eher leichter zu identifizierenden Hautmittel und kann bei den schwersten und belastendsten Ekzemformen helfen.

Charakteristische Hautsymptome

Tiefe, blutende Risse.
Ausschlag schlimmer im Winter.
Fürchterliche Trockenheit.
Ausschläge bluten nach Kratzen.
Krusten, nässend nach Kratzen.
Stinkende eiternde Ausschläge.
Exkoriationen, Brennen.
Unterdrücktes Ekzem.
Befällt den Hinterkopf, Hautfalten, Genitalien, Gesicht und Hände.
Haut heilt schwer.
Dicke, harte, raue Haut.

Juckreiz

Schlimmer nachts.
Schlimmer durch frische Luft.
Muss kratzen, bis es roh ist.
Brennen, Wehtun.
Wärme bessert.
Jucken der Körperöffnungen.

Charakteristische Gemütssymptome

Reizbar, feuriges Temperament (aber nicht notwendigerweise).
Nörgelig, zänkisch. Beschwerden von Ärger.
Verwirrung, „verirrt sich in bekannten Straßen“, Gefühl von Doppeltsein.
Unentschlossenheit, vergesslich, mutlos.
Schüchternheit, Abneigung gegen Gesellschaft.

Nützliche Allgemeinsymptome

Schlimmer im Winter.
Schlimmer beim Fahren in einem Auto oder in einem Boot; Seekrankheit.
Mangel an Lebenswärme, besser in warmer Luft.
Stinkender Schweiß.
Durchfall nur tagsüber.
Schlimmer durch Verdruss.
Abneigung gegen Fett und Fleisch.
Verlangen nach Bier und Süßem.
Schlimmer durch Kohl, Bohnen, blähende Speisen.

Phosphorus

Phosphorus ist wahrscheinlich das am leichtesten zu erkennende Mittel der gesamten Materia medica, und wahrscheinlich auch eins der am häufigsten irrtümlich verschriebenen. Nicht jeder extrovertierte Patient mit einem Augenzwinkern ist Phosphorus. Es ist ein bedeutendes Ekzemmittel, aber die Hautsymptome werden meist nur zur Unterstützung einer Phosphorus-Diagnose herangezogen, und nur selten, um eine solche zu stellen.

Charakteristische Ekzemsymptome

Waschen verschlimmert.
Kleinere und größere Flecken.
Brennende, stechende Schmerzen.
Abschuppung, Schuppung.
Bläschen und feuchte krustige Ausschläge.
Ausschläge nach Kratzen.
Spannen der Haut.
Anschwellen der betroffenen Stellen.

Juckreiz

Schlimmer nachts und während des Schlafs.
Muss kratzen, bis es roh ist oder bis es blutet.
Kratzen bessert meistens.
Entkleiden verschlimmert.
Wolle verschlimmert.

Charakteristische Gemütssymptome

Offen, extrovertiert, liebt Gesellschaft und Freundschaften.
Warmherzig, sinnlich. Trost bessert.
Furcht vor Dunkelheit, Geistern, Alleinsein, Krankheit, Krebs, Donner.
Mitfühlend, Angst um andere.
Gefühle können oberflächlich sein. „Aus den Augen, aus dem Sinn."
Selbstsüchtig trotz des Mitgefühls.
Wird indifferent gegenüber den Angehörigen, wenn er „ausgebrannt" ist.

Nützliche Allgemeinsymptome

Schlimmer durch kleine Ursachen.
Schlimmer durch Liegen auf der linken Seite.
Schlimmer durch warme Speisen.

Empfindlich für Wetter und Temperaturänderung.
Besser nach kurzem Nachmittagsschlaf.
Besser durch Reiben, physischen Kontakt.
Verlangen nach stark gewürzten, kalten Speisen, Fisch, Eiskrem, Wein, Schokolade.
Abneigung gegen warme Speisen und Getränke, Tomaten, Fisch, Milch, Süßes, Gemüse, Obst.

Psorinum

Psorinum hat eine besondere Beziehung zur Haut. Seine recht extremen Geistes- und Gemütssymptome, wie sie in der klassischen Literatur beschrieben werden, müssen nicht unbedingt vorhanden sein. Das häufigste Symptom ist „Verlassenes Gefühl“, das auch nur ganz leicht zum Vorschein kommen kann. Man sollte an Psorinum als ein Zwischenmittel denken, das vielleicht nur in einer bestimmten Behandlungsphase gebraucht wird, insbesondere wenn eine Vorgeschichte von Unterdrückung vorliegt. Gelegentlich ist es auch das einzige Mittel, das nötig ist, um in einem atopischen Ekzem dramatisch voranzukommen. Solche Fälle sind gewöhnliche einseitige Fälle ohne Psorinum-„Mentals“.

Charakteristische Ekzemsymptome

Ekzem hinter den Ohren und allgemein in Hautfalten.
Schmutzig wirkende Haut mit schlechter Heilung.
Stinkende Absonderungen. Eiter.
Krusten und Bläschen.
Tiefe, blutige Risse, schlimmer im Winter.
Trockenheit, Unfähigkeit zu schwitzen.
Ausschläge abwechselnd mit Atmwegssymptomen.
Bluten nach Kratzen.
Kalte Luft verschlechtert, Überhitzung verschlechtert.
Ausschläge im Frühling und Winter.
Waschen verschlimmert.
Schlechte Heilung.

Juckreiz

Schlimmer nachts.
Schlimmer durch Bettwärme.
Bluten nach Kratzen.
Jucken ohne Ausschlag.

Muss kratzen, bis es roh ist oder blutet.
Entkleiden verschlimmert.
Wärme verschlimmert gewöhnlich, aber bessert auch manchmal.
Wolle verschlechtert.

Charakteristische Gemütssymptome

Verlassenes Gefühl (forsaken).
Hoffnungslose Verzweiflung und pessimistischer Blick in die Zukunft.
Furcht vor Armut.
Die Unterfunktion hat viele Gesichter: kein Ehrgeiz, keine Willenskraft, keine Energie, keine Liebe, kein Erfolg, kein Glauben etc.
Viele Ängste. Vorahnungen.
Dumpf, Denken schwierig.
Verzweiflung wegen des Juckens.

Nützliche Allgemeinsymptome

Sehr frostig.
Schlimmer im Winter.
Hitze und Kälte verschlimmern.
Vorgeschichte von Unterdrückung.
Stinkende Absonderungen.
Reaktionsmangel und wiederkehrende Beschwerden.
Nachwirkungen einer akuten Krankheit.
Fühlt sich gut vor einer Verschlimmerung.
Schlimmer vor Sturm.
Besser durch Essen. Ständiger Hunger.
Abneigung gegen Tomaten, Schweinefleisch.

Pulsatilla

Es ist interessant, dass in Kents *Repertorium*, und sogar in moderneren Repertorien wie dem *Complete Repertory*, Pulsatilla nicht in der „Ekzem"-Rubrik auftaucht. Nach meiner Erfahrung ist es in Ekzemfällen allein nicht sehr wirkungsvoll, und wenn es angezeigt scheint, schiebt es sich vermutlich vor ein anderes Mittel. Das ist natürlich keine strenge Regel, und wie man unten sehen kann, gibt es durchaus einige charakteristische Ekzemsymptome. Wenn es indiziert ist, wird es vermutlich nur Teil einer Sequenz sein, die auch tief wirkende Antipsorica enthält wie Calcium, Silicea oder Sulfur, statt das allein kurative Mittel zu sein.

Charakteristische Hautsymptome

Risse, einschließlich tiefer blutender Risse.
Aufspringen und trockenes Brennen.
Allergische Ausschläge.
Ausschläge nach Kratzen.
Ausschläge auf schwitzenden Stellen.
Ausschläge auf dem Handrücken.

Juckreiz

Brennen und Prickeln.
Muss kratzen, bis es roh ist oder blutet.
Schlimmer auf schwitzenden Stellen.
Kratzen verschlimmert oder unverändert durch Kratzen.
Wandernder Juckreiz.
Wolle verschlechtert.
Wärme verschlechtert.

Charakteristische Gemütssymptome

Verlassenes Gefühl.
Abhängige Menschen.
Sanft, gefühlsbetont, leicht zu Tränen geneigt.
Trost bessert.
Unterwürfig, sucht nach Anerkennung, Furcht vor Zurückweisung.
Pedantisch, empfindlich auf der moralischen Ebene.
Furcht in engen Räumen, vor Alleinsein, Dunkelheit, Irrsinn, Dämmerung, Hunden, Männern.
Selbstmitleid.
Neid, Eifersucht.

Nützliche Allgemeinsymptome

Schlimmer durch Wärme.
Verlangen nach frischer Luft, die bessert.
Schlechter zu Beginn der Bewegung.
Schlechter abends.
Schlechter bei nassen Füßen.
Schlechter während der Pubertät, der Schwangerschaft und vor der Menses.
Besser nach reichlichem Weinen.
Besser durch sanfte Bewegung.
Neigung zu dicken gelblichen Ausflüssen.

Schlimmer beim Liegen auf der linken Seite.
Neigung zu Varicosis.
Durstlosigkeit.
Verlangen nach kalten Speisen, Eiern, Eiskrem, Gewürztem, Brot und Butter.
Abneigung gegen Fett, Butter, Eier, Obst, warme Speisen, Fleisch, Schweinefleisch, Tabak.
Schlimmer durch Fett, Schweinefleisch, Brot, Butter, Mehlspeisen, warme Speisen, Tabak.

Rhus toxicodendron

Dies ist eine weitere Arznei, die, wenn sie indiziert ist, ziemlich leicht aufgrund ihrer sehr charakteristischen Allgemein- und Lokalsymptome zu erkennen ist. Es ist eines der Mittel, die eliminiert werden können, wenn ein bestimmtes Symptome vorliegt, nämlich Juckreiz, der bei Wärme schlechter und bei Kälte besser ist. Rhus hat nämlich Juckreiz besser von Wärme.

Charakteristische Ekzemsymptome

Bläschen und Krusten.
Ausschläge abwechselnd mit inneren Beschwerden.
Kalte Luft verschlimmert.
Schlimmer im Winter, Frühling und von Wetterwechsel.
Schlimmer auf schwitzenden Stellen.
Wund machende Absonderung.
Fissuren, schlimmer nach Waschen.
Ausschläge nach Kratzen.
Anschwellen der betroffenen Stellen.
Ausschläge um die Genitalien herum und auf behaarten Stellen.
Härte, Verdickung und mangelnde Elastizität der Haut.
Neigung zu Urtikaria und Herpes.

Juckreiz

Besser bei Wärme und schlechter in kalter Luft.
Besser durch heißes Baden.
Schlechter auf behaarten Stellen.
Schlimmer von Schwitzen und auf schwitzenden Stellen.
Kratzen kann bessern oder verschlechtern.
Wolle verschlechtert.

Charakteristische Gemütssymptome

Ruhelos, besonders nachts.
Können einem als eher steife, engstirnige Personen erscheinen.
Verweilt bei Vergangenem, besonders nachts.
Abergläubisch, Furcht vor Geistern, Tod, davor, dass Leute verletzt werden.
Verlassenes Gefühl.
„Grundloses" Weinen.
Will nach Hause gehen.
Angst wegen des Geschäfts.

Nützliche Allgemeinsymptome

Schlimmer bei feuchter Kälte und Kälteexposition.
Schlimmer durch Aufdecken.
Schlimmer nach Mitternacht.
Schlimmer zu Beginn der Bewegung.
Besser durch fortgesetzte Bewegung, Lagewechsel, Strecken.
Besser durch Wärme.
Verlangen nach Milch, Austern, Süßem.

Rhus venenata

Diese Arznei ist Rhus toxicodendron ähnlich, aber mit einem „kleinerem" Bild, z. B. ein Hautfall mit ausgeprägten Rhus-toxicodendron-Hautsymptomen, aber ohne Allgemeinsymptome wie das Verlangen nach Milch oder die Verschlimmerung durch Feuchtigkeit. Kann auch rheumatische Symptome haben.

Charakteristische Ekzemsymptome und Juckreiz

Jucken besser von heißem Bad.
Ausschläge schlechter in kalter Luft.
Bläschenausschlag, in Gruppen meistens zusammenstehend.
Intensiver Juckreiz, schlimmer nachts.
Kratzen verschlimmert.
Wandernder Juckreiz.

Sarsaparilla

Sarsaparilla hat tiefe, blutende Risse wie Petroleum. Die Risse können überall sein, auch auf den Händen, aber das Charakteristische dieser Arznei sind Risse auf den Füßen. Viele Arten von Ausschlägen neben dem Ekzem: Psoriasis, Furunkel, Ulcera, Pickel, Warzen, Ausschläge, Flecken, Urticaria usw. – vgl. die Rubrik „Haut" im *Repertorium.* Ein Hauptmittel für Zystitis, wenn der Schmerz am stärksten ist bei den letzten Tropfen Urin. Hauptsächlich ein sykotisches Mittel, was deutlich wird an den Warzen und den Blasensymptomen.

Charakteristische Hautsymptome

Tiefe Risse.
Schlimmer im Frühling und Sommer, so ausgeprägt wie die Winterverschlimmerung bei Petroleum.
Schlimmer vor und während der Menses.
Ausschläge seit einer Impfung.
Schlimmer von Waschen.
Ausschläge in Flecken und erhabenen Stellen.
Schrumplig wirkende Haut.

Juckreiz

Kann alle vier möglichen Reaktionen nach Kratzen haben: besser, schlechter, unverändert oder verändert den Ort.
Jucken schlimmer bei Wärme; schlimmer nachts und morgens.

Charakteristische Gemütssymptome

Wechselnde Stimmungen.
Verlassenes Gefühl.
Leicht beleidigt.
Fröhlich.
Dumpfheit; geistige Erschöpfung.

Nützliche Allgemeinsymptome

Schlimmer gegen Ende des Urinierens.
Schlimmer im Frühling.
Schlimmer nachts.
Schlimmer durch feuchte Kälte.

Unterdrückte Gonorrhö.
Marasmus.
Gichtneigung.

Sepia

Sepia ist eine der am häufigsten angezeigten Arzneien bei Ekzem. Wie man erwarten würde, ist es indiziert bei begleitenden hormonellen Beschwerden. Sepia-Ekzeme sieht man häufig, wenn auch nicht ausschließlich, bei Frauen, und es ist das Hauptmittel für Ekzem in der Schwangerschaft und Stillperiode. Es sollte aber bei Ekzemen im Kindesalter nicht vergessen werden.

Charakteristische Ekzemsymptome

Meist im Gesicht, auf dem Hinterkopf und in den Gelenkbeugen.
Risse schlimmer durch Waschen und im Winter.
Ausschläge auf schwitzenden Stellen.
Schlimmer im Winter.
Trockenes oder feuchtes Ekzem. Trocken, mit gelber Absonderung nach Kratzen.
Kann Pusteln haben, Bläschen oder Krusten.
Schlimmer vor Menses, während einer Schwangerschaft und Stillzeit.
Harte Verdickung der Haut.
Anschwellen der betroffenen Stellen.

Juckreiz

Schlimmer in frischer Luft.
Brennen nach Kratzen.
Muss kratzen, bis es roh ist.
Kratzen kann verschlechtern oder bessern.
Jucken besser von Wärme, kann aber schlechter von Bettwärme sein.
Entkleiden verschlimmert.

Charakteristische Gemütssymptome

Indifferenz gegenüber den nächsten Angehörigen. Kühl.
Ausgelaugt von Sorgen.
Abneigung gegen Gesellschaft.
Weint beim Erzählen der Symptome.

Beschäftigung bessert.
Trost verschlechtert.
Ablehnend, kritisch.
Reizbar vor Menses.
Furcht vor Armut.

Nützliche Allgemeinsymptome

Beschäftigung bessert.
Anstrengung, Tanzen bessern.
Abneigung gegen Koitus.
Sehr frostig, besser von Wärme, aber Abneigung gegen schlechte Luft.
Allgemeine physische Stase, Ziehen, „bearing down", Schweregefühl.
Linksseitig.
Schlimmer vor Menses und während der Schwangerschaft.
Schlimmer gegen 17 oder 18 Uhr.
Verlangen nach Schokolade, sauren Gurken, Essig, Gewürzen, Alkohol, Süßem.
Abneigung gegen Fett, Fleisch, Geruch von Speisen, Salz.

Skookum Chuck Aqua

Diese Arznei wird hier erwähnt, weil sie vielen Homöopathen unbekannt ist, sich aber in der Praxis des Autors bewährt hat. Sie wird gewonnen aus dem Wasser des Medical Lake in den USA und ist also wie wie andere Wasser (Karlsbad, Wiesbaden, Sanicula usw.) ein natürliches „Komplexmittel" aus vielen Mineralien und Verbindungen. Es gilt als Spezifikum für *trockenes Ekzem nach Impfung*. Die einzige andere Indikation ist Niesen wie bei Heuschnupfen mit heftigem Schnupfen. Es gibt keine anderen Leitsymptome. Skookum gehört zu der Sorte Arzneien, die man versuchen kann, wenn bekanntere bei einem Ekzem nach Impfung versagt haben.

Staphysagria

Ein Staphysagria-Ekzemfall wird immer eine emotionale Komponente haben, wobei das berühmte „Beschwerden von unterdrücktem Ärger" in der Regel die Grundursache für das Hautproblem ist. Wenn mehrere Mittel in Frage kommen (Ignatia, Natrum muriaticum und Staphysagria beispielsweise), kann die sorgfältige Untersuchung der Haut differenzieren helfen.

Charakteristische Ekzemsymptome

Feuchte krustige Ausschläge.
Ausschläge nach Kratzen.
Widerliche Absonderungen.
Unterdrückte Ausschläge.
Fleckige Ausschläge.
Schuppen auf der behaarten Kopfhaut.
Ungesunde Haut, eitert leicht.

Juckreiz

Krabbeln wie von Insekten. Kribbeln und Prickeln.
Schlimmer bei kalter Luft. Wärme bessert.
Juckreiz ändert den Ort beim Kratzen oder wird schlimmer durch Kratzen.
Wandernder Juckreiz.
Entkleiden verschlechtert.

Charakteristische Gemütssymptome

Beschwerden von unterdrückten Emotionen, besonders Ärger.
Beschwerden von Kummer, verletzter Ehre, nach peinlichen Situationen, Entrüstung, Ungehobeltheit anderer, Vorwürfen, Kränkung.
Geschichte körperlichen oder seelischen Missbrauchs.
Empfindlich gegenüber Zwietracht und leicht beleidigt.
Sanftes und nachgiebiges Temperament.
Gewissenhaft in Kleinigkeiten.
Masturbation, beschäftigt mit sexuellen Gedanken und Vorstellungen.

Nützliche Allgemeinsymptome

Schlimmer nach sexuellen Exzessen.
Allgemein schlimmer von emotionaler Aufregung.
Schlimmer durch Berührung.
Systemische Auswirkungen von Wunden, insbesondere Risswunden.
Schlimmer von Tabak.
Abneigung gegen Milch, Käse.
Verlangen nach Süßem, stark Gewürztem, Tabak, Suppe, Milch, Reis.

Sulfur

Sulfur ist der König der Polychreste und die bekannteste „Hautarznei". Es ist sicher das am häufigsten falsch verschriebene Mittel, weil man so

ziemlich jeden Ausschlag als Sulfur interpretieren kann, wenn man es nur lange genug versucht. Es ist in vielen Fällen teilweise ähnlich, die Verschreibung führt dann zu einer Verschlimmerung ohne Besserung.
Auf ein Ekzem bleibt es selten ganz ohne Wirkung. Der wahrscheinlich leichteste Weg, Skeptiker von der Wirkung einer Medizin zu überzeugen, die über die Avogadro'sche Zahl hinaus verdünnt wurde, ist, ihnen ein paar Tage lang Sulfur C200 zu geben. Das Mittel gehört zu den starken „Anti-Unterdrückern", es hat eine besonders ausgeprägte zentrifugale Wirkung und bringt Symptome auf die Oberfläche. Es sollte bei einer Vorgeschichte von Unterdrückung, oder wenn der Ähnlichkeitsgrad nicht besonders überzeugend ist, mit Vorsicht gebraucht werden.

Charakteristische Ekzemsymptome

Jucken schlimmer bei Wärme.
Ausschläge schlimmer durch Wasser.
Jucken schlimmer nachts (kann auch schlimmer morgens und abends sein).
Ausschläge, die nach Kratzen bluten.
Risse, schlimmer durch Wasser und im Winter.
Rötung.
Jucken mit Brennen.
Vorgeschichte unterdrückter Ausschläge.
Ausschläge abwechselnd mit Atemwegsproblemen.
Ausschläge seit einer Impfung.

Juckreiz

Jucken ohne Ausschlag.
Wechselt ab mit Brennen. Brennen ist während des Juckens besser und umgekehrt.
Schlimmer auf schwitzenden Hautpartien.
Muss kratzen, bis es roh ist.
Meist schlechter durch Kratzen, kann aber auch besser sein.
Schlimmer nachts und während des Schlafs.
Schlimmer durch Entkleiden.
Schlimmer durch Wolle.

Charakteristische Gemütssymptome

Theoretiker, intellektuell.
Selbstsüchtig, egoistisch.
Kritisch.

Faul, Neigung zu „Abkürzungen".
Kann haben: Ekel, Pedanterie, Angst um andere, Furcht vor Höhen, vor Versagen, engen Räumen, vor Krankheit; Geiz, Sammelwut.

Nützliche Allgemeinsymptome

Schlimmer durch Wärme, Verlangen nach frischer Luft, aber schlechter von Luftzug.
Deckt die Füße auf.
Schlimmer nach Baden.
Schlimmer durch Unterdrückung, und Vorgeschichte von Unterdrückung.
Hunger um 11 Uhr.
Geht gebückt, mit hängenden Schultern (stoop-shouldered).
Widerliche Gerüche.
Verlangen nach Schokolade, Gewürzen, Fett, Alkohol, Süßigkeiten, Äpfeln, Eiskrem.
Abneigung gegen Eier, Fisch, Süßes, Gemüse.

Anmerkung zur Differenzierung der Rubriken

Vergleichen Sie die folgenden Rubriken:
1: HAUT; JUCKREIZ; blutend; Kratzen, nach
2: HAUT; HAUTAUSSCHLÄGE; Absonderung, feuchte; blutend; Kratzen, nach
3: HAUT; JUCKREIZ; kratzen, muss; bis es blutet
4: HAUT; JUCKREIZ; kratzen; muss; bis es roh ist

- Die beiden ersten sind identisch und enthalten die gleichen Mittel.
- Rubriken 2 und 3 sind verschieden. Rubrik 2 beschreibt die Art des Ausschlags nach Kratzen und Rubrik 3 ist eine Modalität des Juckreizes. Nummer 3 ist eine kleinere Rubrik und beschreibt ein Symptom, das für Alumina, Arsenicum und Psorinum charakteristisch ist.
- Rubriken 3 und 4 sind verschieden. Die beiden Rubriken enthalten unterschiedliche Mittel. Zwischen ihnen zu unterscheiden ist nicht immer einfach und verlangt einige Sorgfalt.

Thuja occidentalis

Thuja, eine der mysteriösesten und am schwierigsten zu begreifenden Arzneien, gibt in den Hautsymptomen ebenso wenig von sich preis wie auf allen anderen Ebenen. Von allen Arzneien ist es wahrscheinlich die,

die am häufigsten wegen eines „Gefühls" oder nach ein paar Schlüsselsymptomen verschrieben wird. Es gibt Leute, die glauben, dass so ziemlich jeder irgendwann einmal Thuja wegen des generalisierten Pockenimpfungsmiasmas und Thujas Ruf bei dieser Geschichte braucht. Es kann in einer bestimmten Behandlungsphase bei Ekzem indiziert sein, es kann den Fall aber auch alleine lösen.

Charakteristische Ekzemsymptome

Ausschläge auf bedeckten Stellen und schwitzenden Partien.
Krustige, trockene oder nässende Ausschläge.
Bläschen, Pickel und Urtikaria.
Fleckige Ausschläge.

Juckreiz

Schlimmer abends und nachts.
Jucken ohne Ausschlag.
Jucken auf schwitzenden Hautstellen.
Kratzen bessert.

Charakteristische Gemütssymptome

Reserviert, zurückhaltend, ja geheimnistuerisch.
Erzählen eine konfuse, nebulöse Fallgeschichte.
Fixe Ideen, auch in Form irgendwelcher Fanatismen.
Fragt viel, zweifelt, skeptisch.
Will der Welt ein perfektes Bild von sich zeigen.
Perfektionismus, Pedanterie.
Empfindlich gegenüber Musik.
Gehetzt.

Nützliche Allgemeinsymptome

Schlimmer durch feuchte Kälte.
Beschwerden nach Impfung.
Linksseitig.
Beschwerden von unterdrückten und scheinbar geheilten Geschlechtskrankheiten.
Schlimmer zwischen 3 Uhr und 15 Uhr.
Neigung zu Warzen, Auswüchsen und Tumoren.
Ölige Haut.
Süßlicher Schweiß.

Schweiß auf unbedeckten Partien.
Verlangen nach Salz, Tabak, Zwiebeln.
Abneigung gegen Zwiebeln, Fleisch, Tabak, Kartoffeln.
Schlimmer durch Tee, Fett, Zwiebeln, Kartoffeln.

Tuberculinum

Tuberculinum ist oft bei Ekzemen von Kleinkindern indiziert. Abgesehen von der bekannten mentalen und allgemeinen Symptomatik finden wir einige wertvolle Hautsymptome. Tuberculinum Koch ist die übliche Form dieser Arznei, manchmal kann es angebracht sein, über Tuberculinum bovinum nachzudenken, wenn Tuberculinum Koch nicht so wirkt, wie man erhofft hatte.

Charakteristische Ekzemsymptome

Kreisrunde Ausschläge.
Ekzem von Allergie auf Milchprodukte.
Ekzem mit Asthma oder Neigung zu Bronchitis.
Raue, trockene Haut.
Ekzem trocken oder nässend.
Allgemeines Erythem, rote Flecken.

Juckreiz

Schlimmer durch kalte Luft.
Wärme bessert.
Jucken besser durch Kitzeln oder Streicheln.
Schlimmer nachts.
Entkleiden verschlimmert.
Wandert nach Kratzen.
Wandernder Juckreiz.
Wolle verschlechtert.
Berührung löst Juckreiz aus.

Charakteristische Gemütssymptome

Bedürfnis nach Abwechslung und neuen Eindrücken im Leben.
Frustriert, unausgefüllt, unzufrieden, romantische Sehnsüchte.
Verlangen zu reisen.
Furcht vor Hunden und Katzen.

Ruhelose, hyperaktive Kinder.
Destruktives Verhalten.
Optimistisch.

Nützliche Allgemeinsymptome

Verlangen nach frischer Luft.
Schlimmer durch feuchte Kälte.
Besser oder schlechter am Meer.
Schlechter vor Sturm.
Zähneknirschen im Schlaf.
Schwitzen im Schlaf.
Wolfshunger.
Verlangen nach Fleisch, Speck, Salz, Süßem, Geräuchertem, Delikatessen, Milch, Eiskrem.
Abneigung gegen Fleisch, Eier, Milch.

Vinca minor

Dieses kleine Mittel ist besonders geeignet für krustige Ausschläge auf dem behaarten Kopf, die eine stinkende Flüssigkeit absondern und zur Verklebung der Haare führen (Weichselzopf). Die Haut ist sehr empfindlich und wird rot und roh von der geringsten Reibung. Stinkende krustige Ausschläge und brennende, juckende Pusteln.

Viola tricolor

Das Stiefmütterchen wird auch in der Pflanzenheilkunde bei der Behandlung von Ekzemen eingesetzt, wahrscheinlich kommt die homöopathische Verwendung auch daher.

Charakteristische Hautsymptome

Hat einen Ruf als Ekzemmittel in der Kindheit.
Beziehung zu Gesicht und Kopf.
Ekzem mit Harnwegssymptomatik.
Dicke Krusten und Schuppen mit Eiterabsonderung.
Rissige Haut.
Ausschläge in Flecken.

Ausschläge nach Kratzen.
Miliaria.
Ungesunde Haut.

Juckreiz

Kratzen bessert.
Brennen.
Jucken schlimmer nachts.
Häufig ein intensives, unerträgliches Jucken.

Nützliche Allgemeinsymptome

Urin riecht wie Katzenurin.
Schlimmer im Winter.
Schlimmer um 11 Uhr.

8 Appendix

Essenzen und Signaturenlehre

Der überwiegende Teil der Informationen, die in diesem Buch gegeben werden, ist pragmatisch und neigt eher der wissenschaftlichen als der künstlerischen Seite dessen, was wir tun, zu. Eine der faszinierendsten Arten, Arzneien zu studieren, ist die Signaturenlehre. Das heißt, das Studium bis ins kleinste Detail des Ausgangsstoffs der Arznei und der Vergleich der Prüfungssymptome mit diesen physischen Charakteristika.
Durch die Kombination einer solchen Herangehensweise mit einer Analyse der Themata und Muster, die sich in den Prüfungssymptomen zeigen, wird die „Essenz" einer Arznei formulierbar. Dies gilt für jede Arznei der Materia medica. Der Wert dieses Vorgehens liegt darin, dass es uns erlaubt, zu verstehen, warum ein bestimmtes Mittel dieses oder jenes Symptom hervorbringt. Das Mittelbild wird so lebendiger und zusammenhängender, es macht mehr „Sinn" und ist mehr als nur eine Liste von Symptomen. Es ist allerdings eine sehr subjektive Angelegenheit, etwa wie die Analyse von Literatur, und weil individuelle Wahrnehmung und Interpretation eine so bedeutende Rolle spielen, sind der praktische Wert oder die Zuverlässigkeit nicht immer hoch. Aus diesen Gründen ist dieser Aspekt des Materia-medica-Studiums in diesem Buch vermieden worden, aber ein Beispiel soll doch diese Methode erläutern.
Die unten erwähnten Fälle sind keine Ekzempatienten, und das Ziel ist auch nur, eine Möglichkeit des Arzneistudiums zu illustrieren, statt speziell zum Thema Ekzem etwas sagen zu wollen.

Kreosotum

Kreosotum (gr.: „Fleischbewahrer") ist eine ölige Flüssigkeit, die durch Destillation aus Holzteer und Holzessig, dem konservierenden Agens im Rauch, wie er zur Räucherung von Fleisch und Fisch benutzt wird, gewonnen wird. Es ist eine der Substanzen in der Homöopathie, die in ihrer materiellen Form tote organische Materie konserviert und auf lebendes Gewebe einen gegenteiligen Effekt hat. Es handelt sich um eine toxische Substanz, die zu Gastroenteritis, Erbrechen, Durchfall und gelegentlich Spasmen, Konvulsionen, Koma und Ersticken führt.
In den Prüfungen, in denen die dynamischen Wirkungen herauskommen, erscheint als Hauptcharakteristik des Mittels die Neigung zu Blutungen

und Gewebezerstörung; stinkende, scharfe, roh machende Absonderungen und brennende Schmerzen, mit besonderer Beziehung zu mukösen Membranen der weiblichen Genitalien; maligne Krankheiten, Abszesse, Zersetzung der Schleimhäute. Die destruktive Tendenz drückt sich auch in den Zahnsymptomen aus: Zähne verfaulen, sobald sie erscheinen.
Wir haben also zwei Extreme: Gewebe konservierend und Gewebe zerstörend. Kreosotum wird gebraucht, um Holz, Fisch und Fleisch zu konservieren, und sowohl in den dynamischen als auch in den materiellen Wirkungen auf lebendes Gewebe sehen wir den entgegengesetzten destruktiven Effekt.
In den Fällen, in denen ich Kreosotum mit Erfolg gegeben habe, war der Patient in einer Situation, in der er auf seine Überlebensinstinkte außerordentlich angewiesen war. Aus dem Studium dieser Fälle, zusammen mit *Repertorium*, Materia medica und Prüfungen, zeichnet sich als Thema die Selbsterhaltung ab. Meine Patienten waren ausnahmslos Frauen, und in zwei Fällen allein erziehende Mütter in sehr prekären Situationen und unter einer großen Last an Verantwortung. Eine hatte ein Zervixgeschwür mit Hämorrhagien, die andere Arthritis des linken Daumens (ein Schlüsselsymptom des Mittels). Das ist ein sehr starkes Symptom. Kreosotum steht dreiwertig zusammen mit nur zwei anderen einwertigen Mittel in der Rubrik „Schmerz im linken Daumen". Schaut man sich einige der Geistes- und Gemütssymptome an, so wird die Idee eines Themas von Überbelastung und Überlebenssituation gestützt:

Einige der Prüfungsempfindungen sind:

Als ob ein Gewicht auf dem Becken lastete.
Als sei das Brustbein eingedrückt.
Als läge ein schweres Gewicht auf der Hüfte.
Empfindungen innerer und äußerer Zusammenschnürung.
Empfindungen eines engen Bandes.
Als wollte der Steiß brechen.

Eine andere Furcht dieses Mittels, das es wie die Furcht vor Koitus mit keinem anderen Mittel teilt, ist die Furcht vor Fasten. „Schlimmer durch Fasten" gehört ebenfalls zum Bild. In Beziehung dazu steht „Stehen bleiben der Entwicklung durch Störung der Nahrungsaufnahme". Die einzige weitere Furcht ist Furcht vor drohender Krankheit.

Die Träume in den Prüfungen sind folgende:

Vergiftet zu werden.
Abmagerung.

Etwas passiert ihren Kindern.
Draußen im Schnee zu sein und sich um die Kinder zu ängstigen.

Alle diese Symptome passen sich in das Thema, so, wie ich es darstelle, ein, aber der letzte Traum scheint mir das wahre Goldkörnchen zu sein.

Ich meine, dass die Arznei indiziert ist, entweder:

In Situationen, wo Gewebe zerstört wird mit den klassischen scharfen, eitrigen Absonderungen, Blutungen, Geschwürbildung usw., oder

In Situationen, wo Gewebe im übertragenen Sinne konserviert wird.

Man denke an den Ausdruck „die eigene Haut retten", mit der Bedeutung das eigene Leben zu retten, oder vielleicht auch an die Wendung „mit Mühe und Not" (engl.: by the skin of one's teeth). Situationen der Selbstbewahrung. In einem solchem Fall können, müssen aber nicht physische, gewebsdestruktive Symptome vorliegen, wir würden uns eher verlassen auf andere Kreosotum-Schlüsselsymptome wie Verlangen nach Geräuchertem, ein Symptom, das das Mittel mit Calcarea phosphorica und Causticum teilt. Wie auch immer, nach meiner Erfahrung ist es wahrscheinlich, dieses Thema der Selbstbewahrung im Leben des Patienten vorzufinden, wenn die Arznei angezeigt ist.
Das Schlüsselsymptom „Furcht vor Koitus" kann ausgelegt werden als eine Furcht, sich selbst „gehen" zu lassen, vielleicht ein anderes Symptom eines zu starken Bedürfnisses nach Selbstbewahrung.
Auch die Zahnsymptome sind interessant. Zähne beginnen zu verfaulen, sobald sie erscheinen. Dieses Lebensstadium repräsentiert den Beginn eines Selbstbewahrungsinstinktes. Es besteht eine Verbindung zu dem oben erwähnten Symptom der Furcht vor Fasten, das denselben Instinkt zu übersetzen scheint.
Kreosotum ist auch eine Arznei für zahnende Kinder mit einem Chamomilla ähnlichen Bild. Kreosotum hat weniger Ärger, ist weniger außer sich als Chamomilla. Beide haben das Verlangen, getragen zu werden, aber Kreosotum mag gestreichelt werden, während Chamomilla eine Abneigung gegen Berührung hat. Beide sind launisch. Chamomilla liebt es geschaukelt zu werden. Vor allem sind es der frühe Verfall und die schwarze Verfärbung der Zähne, die Kreosotum anzeigen. Sogar die Menses können roh machend und stinkend sein.

Andere Hauptsymptome:
Befällt die Schleimhäute des Verdauungstrakts ebenso stark wie die Genitalien.
Schädigung der Magenschleimhaut mit Blutung.

Erbrechen von unverdauter Nahrung, die stundenlang im Magen gelegen hat.
Heißes Aufstoßen.
Blutiger Durchfall.
Husten mit Brennen in der Brust und Hämoptyse.
Kleine Wunden bluten stark.
Schwammiges, blutendes Zahnfleisch.
Zahnschmerzen während der Schwangerschaft.
Innere und äußere Gangrän.
Feuchtes, heftig juckendes Ekzem.
Frostig und schlimmer von kaltem Essen.
Schlimmer in frischer Luft und besser in Zimmerluft.
Kopfschmerzen vor Menses.
Wundsein der Zervix.

Kreosotum ähnelt Arsenicum, Nitri acidum und Sulfur in seinen physischen Symptomen.

Stichwortverzeichnis

Arzneimittelverzeichnis

Symptomenverzeichnis

Gesicht

Haut